中医大师学术思想与临证医案传承书系（第一辑）

WANGBAIZHI YIAN JI

王柏枝医案集

贾晓俊◎主编

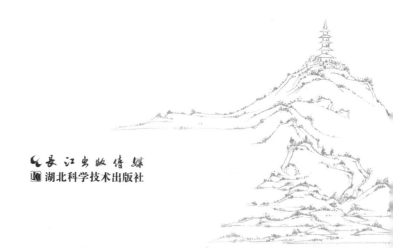

长江出版传媒
湖北科学技术出版社

图书在版编目（CIP）数据

王柏枝医案集 / 贾晓俊主编 . —武汉：湖北科学技术
出版社，2024.5

（中医大师学术思想与临证医案传承书系 . 第一辑）

ISBN 978-7-5706-3193-3

Ⅰ . ①王… Ⅱ . ①贾… Ⅲ . ①肾病（中医）—
医案—汇编—中国—现代 Ⅳ . ① R256.5

中国国家版本馆 CIP 数据核字（2024）第 075088 号

策划编辑：冯友仁　　　　　　　　责任校对：张　婕　李梦芹　陈横宇
责任编辑：徐　丹　　　　　　　　封面设计：张子容　胡　博

出版发行：湖北科学技术出版社
地　　址：武汉市雄楚大街 268 号（湖北出版文化城 B 座 13—14 层）
电　　话：027-87679454　　　　　　　　　　　　邮　　编：430070

印　　刷：湖北恒泰印务有限公司　　　　　　　　邮　　编：430299

710×1000　　　　1/16　　　　　　　9.25 印张　　　　150 千字
2024 年 5 月第 1 版　　　　　　　　2024 年 5 月第 1 次印刷
定　　价：68.00 元

编 委 会

主　审：王柏枝

主　编：贾晓俊

副主编：邹新蓉　黄学兵　王　岚　丁　秀

编　委：王　岚　吴文静　周　全

　　　　〔工作单位：湖北中医药大学

　　　　全国名老中医药专家王柏枝名医传承工作室〕

　　　　贾晓俊　邹新蓉　黄学兵　王长江　程　虹

　　　　丁　秀　刘会彬　李金芳

　　　　〔工作单位：湖北省中医院（湖北中医药大学附属医院）

　　　　全国名老中医药专家王柏枝名医传承工作室〕

　　王柏枝，男，湖北省中医院主任医师，全国名老中医药专家，湖北中医名师，武汉中医名师。曾任湖北省中医药研究院附属医院院长、肾病研究室主任。兼任湖北省中医肾病专业委员会副主任委员，武汉市中医肾病专业委员会技术顾问。

　　王柏枝老师是首批全国名老中医药专家学术经验继承工作李丹初教授的学术经验继承人，也是全国第五批名老中医药专家学术经验继承工作指导老师。王柏枝老师在临床工作中兢兢业业，治学严谨，真正做到了活到老学到老。从医60余载，精于内科，擅长肾病，数十年来在继承先师李丹初教授的学术经验基础上，反复实践，不断总结，奋力发掘，力求理法方药更加完善，临床疗效不断提高，积累了丰富的临床经验，取得了丰硕的成果。此前，我们编写出版了《王柏枝肾病临床经验荟萃》（中国中医药出版社出版发行），为广大的中医临床工作者和中医爱好者提供借鉴和指导，也有不少患者或家属捧着图书慕名前来向王柏枝老师求诊，起到了一定的宣传和推广中医药文化的作用。

　　2022年，为了更好地挖掘、继承老中医药专家的宝贵经验，国家中医药管理局批准成立了"全国名老中医药专家王柏枝名医传承工作室"，湖北省中医院肾病科多名具有博士、硕士学位的正高、副高、主治医师职称的专家被吸收进来，形成完整的学术传承梯队。工作室全体成员深感使命光荣、责任重大。大家积极跟师伴诊，认真收集病案，整理出版《王柏枝医案集》这本书，旨在不断传承名老中医药专家的学术经验，为广大的后学者提供更直观、可复制、易掌握的临床经验。

本书分名医介绍、慢性肾病施治特点以及肾病、前列腺疾病、生殖系统疾病、内科杂病医案整理、王柏枝临床验方几个部分。医案整理部分对慢性肾病百例临床病案进行了整理、分析，力求言简意赅，通俗易懂。

由于时间仓促，加之编者水平有限，疏漏之处在所难免，敬请同道不吝赐教，以便再版时更正！

编委会

2023 年 12 月

目 录

一、名 医 介 绍

　　王柏枝，男，汉族，湖北省中医院主任医师，湖北中医名师、武汉中医名师。全国首届名老中医药专家学术经验继承人，师承全国著名中医专家李丹初教授。全国第五批名老中医药专家学术经验继承工作指导老师。曾任湖北省中医药研究院附属医院院长、肾病研究室主任，兼任湖北省中医肾病专业委员会副主任委员，湖北省中西医结合肾病专业委员会常务理事，武汉市中医肾病专业委员会技术顾问等职。2022年国家中医药管理局批准成立全国名老中医药专家王柏枝名医传承工作室。

　　王柏枝老师出身于中医世家，幼承家技，酷嗜岐黄，勤于临床，医技高超，见解独特，不仅精于内科，而且擅长医治肾病，名闻遐迩。行医60余载，在继承李丹初教授学术经验的基础上，不断开拓创新，对肾脏疾病、前列腺增生和性功能减退、阳痿、早泄等积累了丰富的临床经验，如"芙蓉尿感清"治疗急性尿路感染；"通前丸"治疗前列腺增生、肥大；"肾综丸"治疗肾病综合征；"降脂丸"治疗高脂血症；"起痿丸"治疗阳痿；"降酸丸"治疗高尿酸血症均起到较好的效果。王柏枝老师反复强调辨证施治、治病求本、攻补兼施、标本同治的重要性，十分注重疏理气机、调理脏腑、燮理阴阳、健脾补肾、益气化瘀的施治特点，总结了慢性肾病施治七大要点。

　　王柏枝老师认为慢性肾病虽以培补脾肾为大纲，但仍需分清阴阳气血虚损的主次偏重之不同和湿热瘀毒之兼夹因素，分别调治。滋阴补肾要注意滋而不腻，温而不燥，同时考虑肝肾同源，使脾气充、肝血足、肾精固，以达先天生后天，后天助先天，固摄精血的作用，往往可以收到独特的效果。在长期临床实践的基础上，总结研制了"复方虫草胶囊""肾复康片""降氮胶囊"等系列医院制剂，均获得省药监局的批准文号，广泛应用于临床，对治疗急慢性肾炎、肾盂肾炎、肾病综合征、低蛋白血症、慢性肾功能不全等疾病效果满意，深受广大肾病患者的好评，慕名求医者遍及全国各地。

二、王柏枝慢性肾病施治特点

1. 脾肾为主，兼顾其标

慢性肾炎大抵属于中医水肿病的范畴。水肿是慢性肾病的主要临床表现，治疗肾炎首先是治水。王柏枝老师认为肾病水肿的原因与外邪内侵、禀赋不足有关。因此，他在临床上常用急则治标，缓则治本或标本兼施的治疗原则。所谓治标，即重在祛邪，如在急性期多用疏风解表、宣肺利湿或解毒行水之法，以达邪外出，防止外邪内陷。与此同时，还需佐以照顾脾肾之药。对慢性肾炎的治疗，王柏枝老师十分注重培补脾肾，以治其本。盖脾主升清和运化，肾主水和蛰藏。脾虚则清气不升，肾虚则关门不固。只有脾气健运，肾阳振奋，津液才得输布，水肿尿少、腹满诸症亦随之而平。《景岳全书》在肿胀篇中曰："消伐所以逐邪，逐邪而暂愈者，愈出勉强……亦岂有假愈而果愈者哉。"王柏枝老师推崇景岳治水肿的学术思想，并曰："清下只是侥目前之幸，崇脾肾才是治本之途。"选健脾药常以党参、白术配枳壳、陈皮，有补有行，补而不滞；取补肾药习以桑椹、枸杞、何首乌、补骨脂、巴戟天、菟丝子配泽泻、车前草、茯苓皮，有补有利，相反相成。若施治不当，病延日久，必然累及他脏，酿成脾虚血少不能养心，肾亏精耗不能涵木，脾肾两虚，心肺失调等病症，则又需辅以平肝、宁心或补肺之品。若浊气上逆，郁滞咽喉，则佐以元参、板蓝根、连翘、黄芩之类以解毒利咽；若热毒内盛，又当急予蒲公英、地丁、栀子、地肤子、忍冬藤之属清凉解之，以治其标。所谓"暴病多实、久病多虚"，多实不是皆实，多虚不是均虚，常有虚中夹实之候。所以在治疗标证时，要留心其虚候；在治疗虚证时，要考虑其邪实。故治肾病虽以脾肾为主，但兼症不可不顾及。更不可泥于肾病只治肾，否则难以奏功。此乃水肿之病又非独调理脾肾之理也。

2. 益气健脾，滋阴补肾

蛋白是人体的精微物质，宜藏不宜泄。其漏泄于尿有多种因素，或因正虚，或因邪实，正虚由于脏腑功能失调，气血阴阳不足；邪实缘于湿热、风邪、瘀血等。对此王柏枝老师认为，正虚为其根本，而脾肾亏虚是其本中之本。

治疗慢性肾炎蛋白尿重在培补脾肾，调理五脏。益气健脾，滋阴补肾为根本法则。益气健脾药常选紫河车、黄芪、党参（或太子参）、白术、茯苓、山药等，滋阴补肾药习用桑椹、枸杞、何首乌、菟丝子、肉苁蓉、巴戟天、仙茅、淫羊藿等，慎用大辛大热之品，同时配以当归、白芍、丹参养血活血，源于肝藏血，肾藏精，肝肾同源的生理特点。

盖脾为后天之本，仓廪之官，肾为先天之根，精血之源。方中紫河车，系血肉有情之品，性味甘温，入肾经，益气养血，建功卓著，禀父母精气而成，得母之气血居多，诚如《本经逢原》谓："紫河车禀受精血结孕之余液，得母之气血居多，故能峻补营血。"与大剂量黄芪合用，加强益气生血之功，使精微生化有源。在滋阴补肾药中，本着阴中寓阳、阳中寓阴的原则，温阳护阴，燮理阴阳。选用菟丝子、肉苁蓉、巴戟天、仙茅、淫羊藿温而不燥，桑椹、枸杞、何首乌滋而不腻，当归、白芍、丹参养血活血。全方俾使脾得健运，升清统摄；肾气得充，精关乃固；肝血得养，疏泄有度，以达先天生后天，后天助先天，固摄精血的作用。

治疗过程中当视其临床表现随症加减：若浊气上逆，郁滞咽喉，须佐以玄参、板蓝根或大青叶、连翘、黄芩之类以解毒利咽；若湿热内蕴，又当急予公英、地丁、栀子、忍冬藤、地肤子、薏苡仁等清利解之；若感受风邪，当投桑叶、菊花、薄荷、防风等疏风解表；若有瘀血见症，可加用赤芍、川芎、泽兰、益母草活血通络。

3. 温阳护阴，燮理阴阳

温阳化气是治疗慢性肾炎的重要法则。阳衰则气不化，浊阴上犯，水湿潴留。阳气充沛则气化，水津四布，浊阴得降，水湿遂利。由于肾病日久，易出现阳气受损，阴液耗伤的阴阳两亏证候。因此，王柏枝老师主张以温阳护阴的治法，燮理阴阳。取温阳之法慎用辛燥之品，若滥用辛燥，难于中病，又伐阴液，致使病情复杂。并强调辨证要准，遇舌体胖有齿印，舌质淡，苔白腻，脉沉细者，方可采用温阳化气治之。选温阳药时又慎用附子、肉桂之类，应本着阴中寓阳、阳中寓阴的原则，选用巴戟天、肉苁蓉、补骨脂、菟丝子之类。使用养阴护阴药时，不能选腻滞之类，习用桑椹、枸杞、何首乌、女贞子、白芍、玉竹等。王柏枝老师曾治一慢性肾炎尿毒症患者，水肿明显，呕吐频作，小便癃闭，涓滴不下，投温阳利水、育阴和胃剂，病情稳定，逐渐向愈。不料家属为求速效，另延医猛施温燥之剂，终使阳伤阴竭，病情恶化，功亏一篑。

4. 滋阴凉血，通利导热

血尿是肾炎的常见证候之一。少数肾炎患者，水肿并不明显，而以持续性血尿为临床特征，治疗颇为棘手。肾炎的血尿，患者尿无所苦，只伴轻度水肿、腰酸肢软等症。治疗切忌见血止血，否则，愈止愈瘀，血愈外流，造成恶性循环。自当益阴固其本，通利顺其性，更忌用温燥伤阴、苦寒耗液之品。王柏枝老师喜用何首乌、桑椹。因"何首乌能养血益肝，固精益肾……为滋补良药，不寒不燥，功在地黄、天门冬诸药之上"（《本草纲目》）；"桑椹子益肾脏而固精"（《滇南本草》）。并用女贞子、旱莲草，凉而不寒，滋而不腻，于阴虚血热证，用之最为合拍。阴虚生内热，或肾亏相火旺者，又当用知母、生地、黄柏、栀子，折其火热之势。通利则用车前草、茅根、泽泻等，利而不伤正。王柏枝老师善用生地榆，认为其性寒味苦，善清下焦血分之热，不独便血用之，治疗肾炎血尿亦有奇功。不过在用法上略有不同，前者以地榆炭为宜，后者以生地榆为妙。

5. 健脾益肾，解毒利湿

临床上，以血尿为主的慢性肾炎往往兼有咽喉肿痛或咽干咽痒等不适症状，缠绵难愈，且血尿随咽喉不适症状的加重而加重。王柏枝老师认为，此乃脾肾虚弱，正虚邪恋，热毒、湿浊壅滞咽喉所致，故在临床上非常重视对患者咽喉的检查。有时患者没有明显的咽喉不适症状，但检查发现咽部色红和（或）扁桃体肿大，遣方用药时，常在健脾益肾的基础上，配伍清热解毒和利水渗湿之品，且解毒利湿之品贯穿疾病治疗的整个过程，往往收到较好的疗效。若忽视咽喉症状表现及解毒利湿药的应用，单纯健脾益肾，往往收效甚微，事倍功半。王柏枝老师在选择清热解毒药时常用金银花、连翘、蒲公英、地丁、板蓝根，野菊花；热邪偏重者加用黄芩、玄参；毒邪顽固不消者，选用蛇舌草、半枝莲等。蛇舌草、半枝莲不仅有较强的清热解毒之功，还兼有利湿通淋之用，用之最为合拍。利水渗湿药常用茯苓、车前草、泽泻、白茅根、薏苡仁等。

6. 益气养血，适时化瘀

慢性肾炎，病程日久，阴阳俱伤。气血两亏者，多见肾功能受损，血浆蛋白低，症见面色㿠白无华，心慌，疲惫乏力，肢体水肿或口干烦躁，或月经停闭，唇舌色淡，边有齿痕，脉细无力等，皆为气血两亏证，非益气养血难以奏效。临证时，王柏枝老师屡用黄芪、白术、党参、茯苓、当归、白芍、熟地、枳壳等味。方中的黄芪量重，并加用紫河车研磨吞之。若肾萎缩或梗死者，王柏枝老师认为与气血之盈亏、运行之畅阻有关，故重用上述益气养血方，并佐以丹参、益母草、赤芍、川芎等活血化瘀之品，益气生血活血，以增强化瘀之力，亦属气行则血行之理。

7. 益肾化瘀，解毒降浊

慢性肾炎日久不愈，正气虚损，可演变成慢性肾衰竭，可出现脾肾衰败、五脏俱损，虚实错杂，湿浊水毒潴留。对此，王柏枝老师强调临证治疗，始终抓住脾肾衰败的重要基础，掌握虚实论治的根本环节，采取扶正固本与攻邪治标相结合的原则，取用补肾元、健脾胃之药，冀望肾气充、肾精足，脾胃得健，生化有源，改善和保护肾功能以治其本虚，辅以化湿毒、祛瘀浊之品，荡涤肠道，祛除浊邪，加快有毒物质的排泄，减少有害物质的重吸收以治其标实。补虚中药以汤剂、片剂为主，俾使脾得健运，升清统摄，肾气得充，精关乃固，肝血得养，气血充足，改善肾性贫血状态。泄实中药以胶囊、丸剂为主，解毒清热，通腑泻浊，化瘀通络以改善高凝状态，促使血肌酐、尿素氮下降。

三、肾病医案

1. 慢性肾小球肾炎

医案一：

孟某，男，17 岁，中学生。

初诊：2018 年 3 月 15 日。

主诉：镜下血尿伴咽喉疼痛 1 个月。

病史：1 个月前因食欲不佳，纳谷减少，在餐馆食用羊肉火锅、麻辣豆腐开胃，当晚觉咽喉不适，未予重视。次日下午咽喉疼痛加重，小便色深，遂到某医院检查，可见咽部充血，扁桃体 Ⅱ 度肿大。尿常规：隐血（++++），红细胞计数 375 个 /μL。肾活检提示为 "IgA 肾病"，病理为系膜增生性肾炎。抗感染治疗数日，病情有所缓解，停药后复发，慕名到湖北省中医院肾病科就诊，寻求中医药治疗。

刻下症：咽喉肿痛，尿色深，面色少华，心悸乏力，腰酸肢软，纳差便溏，舌质红，苔薄黄，脉浮数。检查见咽部充血，扁桃体 Ⅱ 度肿大。尿常规：隐血（++++），红细胞计数 397 个 /μL。

中医诊断：尿血；辨证属脾肾气阴两虚，热毒郁咽。

治法：健脾滋肾，解毒利咽，活血止血。

方药：鱼腥草 20g、连翘 15g、板蓝根 30g、黄芩 10g、射干 6g、当归 10g、川芎 10g、丹参 30g、炒栀子 10g、丹皮 10g、茜草 30g、生地榆 30g、车前子 12g、白茅根 30g、黄芪 30g、炒白术 12g、生地 15g、山茱萸 15g，14 剂，日 1 剂，水煎服 3 次，并嘱忌食辛辣之品。

二诊：2018 年 3 月 29 日。服上方半个月，症情无明显变化。复查尿常规：隐血（+++），红细胞计数略减，守上方加赤芍 10g、紫草 20g，28 剂，每日 1 剂，水煎服。配服"三花清解粉"（见附录验方 1，下同）以加强清热解毒之力。

三诊：2018 年 4 月 26 日。服药近 1 个月，咽喉肿痛缓解，尿色明显转淡，纳谷增加，精神好转。尿常规：隐血（+-），红细胞计数在正常范围。上方酌情调整，去鱼腥草、黄芩、射干，加太子参 15g、山药 15g，补益脾肾，连服 3 个月。

四诊：2018 年 7 月 26 日。上方调治 3 个月，诸症悉平。复查尿常规：隐血（-），红细胞计数在正常范围。患者非常满意，随访半年，健康无恙。

医案二：

张某，男，32 岁，企业员工。

初诊：2018 年 5 月 8 日。

主诉：泡沫尿伴咽喉疼痛半个月。

病史：患者诉近半个月来，咽干口干，咽喉肿痛加重，小便色深，而且泡沫多。当地医院检查尿隐血（+++），尿蛋白（+++），转至武汉某医院进一步检查，肾活检提示为"IgA 肾病"，遂慕名到湖北省中医院肾病科就诊。患者既往因采购工作经常外出，生活起居不规律，咽喉长期不舒，时轻时重，时作时止，未系统医治。

刻下症：咽喉痛，尿色深，泡沫多，面色无华，睑浮足肿，腰酸肢软，神疲乏力，纳少便溏，舌红苔薄白，脉滑数。检查尿隐血（+++），红细胞计数 236 个 /μL，尿蛋白（+++），24h 尿蛋白定量为 1.6g，血生化检查总蛋白 67.8g/L，白蛋白 38.9g/L。

中医诊断：尿血；辨证属脾肾两虚，热毒内郁。

治法：健脾补肾，解毒利咽，活血通络，固摄精微。

方药：黄芪 30g、炒白术 12g、生地 15g、山茱萸 15g、当归 10g、川芎 10g、丹参 30g、炒栀子 10g、茜草 30g、仙鹤草 30g、生牡蛎 30g、莲须 10g、鱼腥草

20g、连翘15g、黄芩10g、射干6g，14剂，日1剂，水煎服3次。配服"三花清解粉"。

二诊：2018年5月22日。服上方半个月，诉咽喉肿痛减轻，泡沫尿仍多。复查尿常规：隐血（++），红细胞计数133个/μL，尿蛋白（+++），守上方续服，去黄芩、射干，加山药15g、芡实30g，14剂，水煎服。

三诊：2018年6月26日。服上方月余，咽痛缓解，尿色好转，泡沫尿减少。复查尿常规：隐血（+），尿蛋白（++），药渐生效，上方予以调整，酌减清解之品，加强补益脾肾固摄之品，巴戟天15g、菟丝子15g、枸杞子15g、金樱子20g等，同时配服"补肾养血粉"（见附录验方2，下同），连服3个月。

四诊：2018年10月2日。上方调治3月余，诸症悉平，纳谷佳，精力复，二便正常，检查尿隐血（-），尿蛋白（-），24h尿蛋白定量正常，拟健脾补肾，益气活血巩固善后，药用黄芪30g、太子参15g、炒白术12g、炙甘草6g、当归10g、赤白芍各10g、川芎10g、丹参30g、淫羊藿10g、巴戟天12g、菟丝子15g、生地15g、山茱萸15g、莲子10g、芡实30g、金樱子20g、连翘15g。配服"肾复康片"（见附录验方3，下同）。随访2年未复发。

按语：IgA肾病是指以IgA为主的颗粒样沉积在肾小球系膜区为免疫病理特征的一组肾小球疾病，临床表现多以血尿为主，伴或不伴蛋白尿，是我国最常见的原发性肾小球疾病之一，归属祖国医学"尿血""水肿""虚劳""腰痛"等范畴。

IgA肾病多因"热、湿、虚、瘀"所致，如"热毒内郁""湿邪瘀滞""脉络瘀阻"等。但脾肾虚损是IgA肾病的主要内因，本在脾肾。"热毒内郁"是其标，为发病的始动因素。在其演变过程中，错综复杂，反复发作而加重，乃本虚标实之证。

医案一、二肾活检均提示为IgA肾病，中医辨证为脾肾两虚，热毒侵袭内扰所致本虚标实之证，脾肾虚损是其本，热毒侵袭内扰是其标。

血和蛋白都是人体的精微物质，由水谷精微化生而成，全赖于脾的运化吸收，脾为生化之源，后天之本。若脾气虚弱，脾失健运，生血无源，不能奉养先天之根，肾气亏损，封藏失职，固摄无力，热毒乘虚侵入内扰，致脾肾气阴虚损，或阴阳两虚，封藏统摄功能失职，血无所主，血流不畅，血不循经，开阖失司，血、蛋白等精微随尿液流出，漏泄于外，乃发此病。然脾肾气阴两虚是其本，是发病的内在因素，热毒侵袭内扰是发病的外部因素或加重因素之一。因此，王柏枝老师认为，治疗 IgA 肾病之血尿、蛋白尿必须抓住脾肾气阴两虚之本，热毒内扰之标，本虚标实，标本同治或急则治其标，缓则治其本的基本原则而施治。

医案一以血尿为主，脾肾气阴两虚为机，其治则采用健脾滋肾、解毒利咽、活血凉血之法。首拟养阴清热治其本，清泄为先治其标，清除湿热之邪，方不伤正，药不留邪，同时在治疗过程中注意血尿的变化加减用药，适时配服"三花清解粉"加强解毒清热，凉血清热之力，施治恰当，方证相应，乃获良效。

医案二血尿伴大量蛋白尿，王柏枝老师在长期的临床实践中剖析到，血尿多为肾阴虚损，而蛋白尿多为阳虚所致，或者是阴阳两虚所为。故治疗过程中攻补结合，标本同治，在健脾补肾，养阴清热的基础上，适时加用了巴戟天、菟丝子、枸杞子等温而不燥之品，同时配服补肾养血粉益气健脾，峻补营血，使脾气充，肾气固，阴阳互补，对减少蛋白尿的漏出起到了很好的作用，故疗效显著。

医案三：

单某，男，20 岁，学生。

初诊：2019 年 3 月 6 日。

主诉：水肿、尿少反复发作 1 年余。

病史：患者 1 年前因"感冒"后，出现双下肢水肿，在当地医院间断性治疗，病情反复。

刻下症：面色萎黄，面肢水肿，神疲乏力，纳差便溏，腰膝酸软，小便短少。舌红苔白腻，脉濡细。尿常规：尿蛋白（+++）、隐血（+）；24h 尿蛋白定量 2.6g；血白蛋白 30g/L；病理可见肾小球系膜细胞或内皮细胞增生，间质炎性细胞浸润，小血管壁增厚。

中医诊断：水肿；辨证属脾虚湿滞，脉络瘀阻。

治法：健脾利湿，通络摄精。

方药：四君子汤合程氏萆薢分清饮加减。黄芪 30g、太子参 15g、炒白术 12g、茯苓 30g、陈皮 10g、车前子 15g、萆薢 30g、石韦 20g、当归 12g、川芎 12g、丹参 30g、葛根 15g、生牡蛎 30g、莲子 10g、芡实 30g、金樱子 20g、炒扁豆 20g，14 剂，日 1 剂，水煎服 3 次。

二诊：2019 年 4 月 3 日。水肿减轻，大便好转，腰胀。尿常规：尿蛋白（++）、隐血（+-）。守上方去生牡蛎、莲子、炒扁豆，加怀牛膝 15g、杜仲 15g，30 剂，配服肾复康片。

三诊：2019 年 5 月 8 日。病情稳定，纳食增加，大便调。尿常规：尿蛋白（+）。守上方续服，配服肾复康片。

四诊：2019 年 7 月 10 日。水肿消退，纳食正常，精神好转。尿常规：尿蛋白（-）。肾复康片巩固治疗，随访多年未发。

按语：脾虚水湿留，湿盛困脾土，这是此例脾虚湿滞的主要病机。故治疗当健脾利湿，通络摄精。药用四君子汤合程氏萆薢分清饮加减。方中黄芪、太子参、炒白术、炒扁豆、陈皮健脾理气；茯苓、车前子利湿消肿；萆薢、石韦利湿泄浊；当归、川芎、丹参、葛根活血通络。现代药理学研究表明，葛根能直接扩张血管，使外周阻力下降，而有明显的降压作用。葛根素能改善微循环，提高局部微血流量。王柏枝老师虽年事已高，但仍能坚持学习，融中贯西，将传统的中医理论和现代医学研究有机的结合，充分发挥药物的药理作用，实在是我辈学习的楷模。芡实、金樱子是王柏枝老师常用药对，该药对为《洪氏集验方》"水陆二仙丹"原方。芡实甘涩平，益肾固精，健脾止泻，除湿止带；金樱子酸涩平，固精缩尿止带，涩肠止泻。二药合用共奏益肾固精之效，主治遗精，滑精，遗尿，蛋白尿，白带多等症。王柏枝老师常以其与生牡蛎、莲子等药配伍固肾涩精，减少蛋白尿的漏泄。

医案四：

庹某，女，37 岁，公司职员。

初诊：2016 年 9 月 2 日。

主诉：体检发现尿隐血两年。

病史：两年前体检发现尿隐血阳性，红细胞持续不减，在市某医院住院行肾活检提示为 IgA 肾病，病理可见系膜细胞轻到中度增生，新月体形成，小血管壁增厚。欲求中医药治疗，遂慕名前来就诊。

刻下症：面色少华，腰膝酸软，手足心热，口燥咽干，时有烦热，溲赤便干，月经不调，提前 1 周，色红。舌质红，少苔，脉象细数。尿常规：隐血（+++）、尿蛋白（+-）。

中医诊断：尿血；辨证属阴虚火旺。

治法：滋肾养阴，凉血止血。

方药：知柏地黄丸加减。知母 12g、黄柏 15g、醋龟甲 20g、生地 20g、山药 15g、山茱萸 15g、牡丹皮 15g、泽泻 30g、女贞子 20g、旱莲草 30g、制何首乌 12g、炒栀子 10g、茜草 30g、生地榆 30g、白茅根 30g、当归 12g、白芍 12g、麦冬 12g、五味子 10g、蛇舌草 30g，14 剂，日 1 剂，水煎服 3 次。

二诊：2016 年 10 月 14 日。服上方月余，手足心热，烦热减轻，溲利便通。守上方去知母、黄柏，加怀牛膝 15g，服 3 个月。

三诊：2017 年 1 月 13 日。上方调治 3 个月，月经基本正常，手足心热、烦热减，腰膝酸软缓解。尿常规：隐血（+）。守上方去醋龟甲、栀子，加黄芪 20g、太子参 10g，服用半年。

四诊：2017 年 7 月 21 日。上方调治半年，诸恙悉平，尿常规正常。

按语：IgA 肾病迁延日久，肾阴亏虚，阴虚则内热，阴津耗伤，气血虚损，出现阴虚内热诸症，故用知柏地黄丸加减治疗。方中知母、黄柏、生地、山药、山茱萸、牡丹皮、泽泻滋阴降火；麦冬、五味子与六味地黄相配，成麦味地黄丸滋补肺肾；醋龟甲味甘性寒，滋补肝肾，养血补心，与滋阴降火之熟地、知母、黄柏等同用，补肝肾、退虚热。龟甲还有止血之功,《本草通玄》谓其"大有补水制火之功,故能强筋骨,益心智……止新血"。炒栀子、茜草、生地榆、白茅根凉血止血；当归、白芍养血柔肝；女贞子、墨旱莲是王柏枝老师常用药对,该药对为"二至丸"原方。女贞子甘苦凉,滋补肝肾,乌须名目。墨旱莲甘酸寒,滋补肝肾,凉血止血。二药合用有补益肝肾之功,主治肝肾阴虚所致目暗不明,眩晕,血尿等。制何首乌补益精血,蛇舌草清热解毒,利湿通淋。倘使阴血得复,则内热可除,血尿自止。

医案五：

黄某,女,25 岁,学生。

初诊：2018 年 7 月 5 日。

主诉：发现尿隐血阳性半个月。

病史：半个月前入职体检时发现尿隐血阳性,多次复查亦然,遂来门诊治疗。患者有慢性咽炎病史,除偶感咽干不适外,未诉其他明显症状。舌质偏红,少苔,脉细。尿常规：隐血（++）、尿蛋白（+-）。尿红细胞形态分析：异常红细胞占75%。

中医诊断：尿血；辨证属阴虚血热。

治法：健脾滋肾,养阴清热,凉血活血。

方药：黄芪 30g、炒白术 12g、生地 12g、山茱萸 12g、当归 10g、川芎 10g、丹参 30g、炒栀子 10g、丹皮 10g、茜草 20g、生地榆 20g、白茅根 30g、连翘 15g、板蓝根 30g,14 剂,日 1 剂,水煎服 3 次。配服"三花清解粉"。

二诊：2018 年 7 月 19 日。服上方半个月,咽干不适缓解。守上方去连翘、板蓝根,加芡实 30g、莲须 10g,28 剂,水煎服。

三诊：2018 年 8 月 23 日。上方调治 1 个月,尿常规：隐血（+）。守上方去栀子,加山药 15g,继服半年。

四诊：2019 年 2 月 21 日。上方调治半年,尿常规正常。

按语：患者尿隐血阳性，仅有咽干不适症状，王柏枝老师在长期的临床实践中剖析到血尿多为肾阴虚损，阴虚血热所致，故拟健脾滋肾，养阴清热，凉血活血法治疗。方中黄芪、炒白术、生地、山茱萸健脾滋肾；当归、川芎、丹参养血柔肝；炒栀子、丹皮、茜草、生地榆、白茅根凉血止血；连翘、板蓝根清热解毒，配服"三花清解粉"加强解毒利咽，使阴虚得补，血热得清，则病愈可望。

医案六：

邵某，男，53岁，务农。

初诊：2017年5月28日。

主诉：腰痛伴尿泡沫2年。

病史：患者因腰酸痛、小便泡沫多在当地医院诊断为慢性肾炎，迁延至今已2年。现水肿不明显，诉腰酸痛，咽喉肿痛，口干，溲赤，便秘。体检：咽喉充血，扁桃体Ⅰ度肿大，咽后壁有滤泡；舌质红，苔薄黄，脉细数。尿常规：尿蛋白（++）、隐血（++）。

中医诊断：腰痛；辨证属毒热蕴咽，肺肾阴伤。

治法：清咽透热，育阴利水。

方药：大青叶12g、板蓝根30g、山豆根10g、菊花10g、玄参15g、连翘12g、忍冬藤12g、何首乌12g、生地12g、女贞子15g、桑椹15g、车前草20g、泽泻12g、茯苓20g、白茅根30g，7剂，日1剂，水煎服3次。

二诊：2017年6月4日。服7剂，咽部症状明显好转，腰痛减，守上方去大青叶、山豆根，加怀牛膝15g、桑寄生15g，21剂，日1剂，水煎服。

三诊：2017年6月25日。服上方3周，咽痛缓解，腰痛减轻。尿常规：尿蛋白（+）、隐血（+）。继续服上方，去忍冬藤、连翘、玄参，加黄芪20g、旱莲草20g，继服1个月。

四诊：2017年7月23日。诸恙悉除，尿常规正常。守上方加减调理1年，无明显不适。尿常规正常。

按语：此案毒热蕴结，留滞咽喉，伐伤肺肾之阴，故水病为标，咽痛为本。咽喉不利，水病难却。《太平圣惠方》谓："若风邪热气，搏于脾肺，则经络痞塞不通利，邪热攻冲，晌觉壅滞，故今咽喉疼痛也。"风邪外袭，外束肌表，卫阳被遏，不得宣泄，壅结咽喉，若非清咽解毒育阴清热，焉能向愈！方用大青叶、玄参、连翘清咽透热于上；桑椹、何首乌、生地、女贞子育阴于下，加用引经药怀牛膝，始终抓住解毒育阴之法，祛除缠绵难解之症，如此调理而收功。

医案七：

肖某，男，36岁，企业员工。

初诊：2022年5月15日。

主诉：反复蛋白尿1年余。

病史：患者1年前发现蛋白尿，某医院要求患者做肾活检，患者及其家属拒绝，遂慕名前来王柏枝老师门诊诊治。其平素嗜辛辣，喜烟酒。

刻下症：诉面浮肢肿，咽喉肿痛，神疲乏力，食欲减退，大便不爽，小便短少，泡沫多。舌质红，苔薄白，脉细弱。体格检查：咽部及上腭明显充血，色暗红，扁桃体Ⅰ度肿大。尿常规：尿蛋白（+++）、隐血（+）。

中医诊断：水肿；辨证属毒热蕴咽，精血失固。

治法：解毒利咽，固摄精血。

方药：鱼腥草20g、连翘15g、当归15g、川芎12g、丹参30g、炒栀子10g、茜草30g、生地榆30g、巴戟天12g、菟丝子15g、枸杞15g、生地15g、山茱萸15g、芡实30g、金樱子30g、莲子10g、黄芪30g、炒白术12g，7剂，每日1剂，水煎服3次。配服"三花清解粉"，并嘱患者忌辛辣、戒烟酒。

二诊：2022年5月22日。诉咽痛减轻，精神好转，余症同前。守上方去鱼腥草、连翘，加车前草20g、白茅根30g。7剂，每日1剂。

三诊：2022年5月29日。咽痛基本缓解，水肿减轻，纳食增，大便改善。尿常规：尿蛋白（++），守上方去车前草、白茅根、炒栀子、茜草、生地榆，加莲须 10g。14 剂，每日 1 剂。

四诊：2022 年 7 月 31 日。上方服用 2 个月，尿蛋白波动在（++）～（+）。此方配服"三花清解粉""肾复康片"，3 个月后，诸症悉平。复查血生化正常，尿常规持续阴性，随访至今健康。

按语：此例为脾肾两虚，精血失固兼挟毒热蕴咽，正虚邪实之证。当地医治年余，蛋白尿难消，究其证因，与标邪有关。蛋白是人体精微物质，宜藏不宜泄，漏泄于尿有多种因素，或因正虚，或因邪实。正虚缘于脏腑功能失调，气血阴阳不足。邪实缘于外感、湿热、毒瘀等。因此治疗应标本兼顾，方中鱼腥草、连翘解毒利咽；当归、川芎、丹参、炒栀子、茜草、生地榆凉血活血止血；黄芪、炒白术、巴戟天、菟丝子、枸杞、生地、山茱萸健脾补肾；芡实、金樱子、莲子固摄精血，配服"三花清解粉"加强解毒利咽之功。俾使毒热得清，肾气得充，脾气健运，升清统摄，精关乃固，故取得良好效果。

医案八：

秦某，男，38 岁，个体商户。

初诊：2018 年 10 月 19 日。

主诉：反复蛋白尿、血尿 4 年。

病史：4 年来反复出现蛋白尿、血尿，当地医院诊断为"慢性肾炎"，久治不愈。诊时症见面色萎黄，腰酸困重，肢软乏力，纳呆腹胀，时有恶心，尿少便溏，下肢水肿。舌质淡，苔白腻，脉象沉细而弱。尿常规：尿蛋白（+++）、隐血（+），肾功能正常。

中医诊断：水肿；辨证属脾肾气虚，兼挟湿浊。

治法：健脾补肾，祛湿化浊。

方药：六君子汤合不换金正气散加减。黄芪 20g、党参 10g、白术 10g、茯苓 20g、炙甘草 6g、姜夏 10g、陈皮 12g、藿香 10g、苍术 10g、厚朴 10g、仙茅 10g、淫羊藿 10g、巴戟天 10g、杜仲 10g、菟丝子 10g，14 剂，日 1 剂，水煎服 3 次。

二诊：2018 年 11 月 2 日。服上方半个月，恶心缓，纳谷增，腹胀减轻，大便仍溏。守上方加干姜 10g、莲子 10g，配服"肾复康片"，连服 2 个月。

三诊：2019 年 1 月 4 日。上方调治 2 个月，诸症悉减。尿常规：尿蛋白（＋）。守上方，去姜夏、藿香、干姜、莲子，加丹参 30g、芡实 30g、金樱子 20g，配服"肾复康片"调治 3 个月。

四诊：2019 年 4 月 12 日。调治 3 月余，诸症悉平，体健神复。尿常规正常。拟"肾复康片"巩固善后。

2019 年底，患者前来复诊，检查正常，健康无恙。

按语：慢性肾炎罹患日久，脾肾亏损，精伤气耗。肾气虚，气化失司则尿少肢肿；脾气虚，水湿不运，升降失职，故纳呆腹胀或恶心；脾肾气虚，湿邪阻滞，则腰酸困重，腿软乏力等。拟健脾补肾，祛湿化浊法。以六君子汤合不换金正气散加减。方中黄芪、党参、白术、茯苓补中气，益气健脾祛湿；姜夏、陈皮、苍术、厚朴燥湿化浊，配藿香助芳化湿浊之力；仙茅、淫羊藿、巴戟天、杜仲、菟丝子等温肾阳、补肾气、健运脾土，以助水之气化；并配服"肾复康片"滋补脾肾，扶正固本，焉能不愈。

医案九：

覃某，女，30 岁，营业员。

初诊：2011 年 6 月 5 日。

主诉：乏力伴腰部酸痛 3 年。

病史：患慢性肾炎 3 年，感神疲乏力、腰酸痛，时轻时重，时作时止，容易感冒，咽喉不适。

刻下症：面色㿠白，少气懒言，胸闷、心悸、气短，纳差神疲，腰酸，小腹有坠胀感，舌质淡暗，苔薄白，边有齿印，脉象沉细而弱。尿常规：隐血（＋＋）、尿蛋白（＋＋）；肾功能正常。

中医诊断：虚劳；辨证属脾肾虚弱，统摄失固，脉络瘀阻。

治法：补脾益肾，统摄固精，活血通络。

方药：补中益气汤加减。黄芪 50g、太子参 15g、炒白术 12g、升麻 6g、柴胡 10g、当归 15g、川芎 15g、丹参 30g、三七 6g、炒蒲黄 10g、茜草 30g、淫羊藿 15g、巴戟天 12g、补骨脂 10g、熟地 15g、山药 15g、山茱萸 15g、芡实 30g、金樱子 30g，14 剂，日 1 剂，水煎服 3 次。

二诊：2011 年 7 月 10 日。服上方月余，胸闷气短减轻，小腹坠胀感好转。尿常规：隐血（++）、尿蛋白（+）。守上方去升麻、柴胡，14 剂，日 1 剂，水煎服。

三诊：2012 年 7 月 8 日。上方调治年余，感冒未作，面色有华，诸恙悉平，尿常规持续正常。

按语：患者病史 3 年，久病必虚，脾气亏虚，中气不足，升清统摄功能失职，升清无力，统血失用，故出现气虚下陷诸症；久病必瘀，而出现脉络瘀阻，舌质淡暗。方拟补中益气汤加减。药用黄芪、太子参、炒白术健脾益气；当归、川芎、熟地、丹参养血活血；三七、蒲黄、茜草化瘀止血，乃"久病必虚""久病必瘀"之用。淫羊藿、巴戟天、补骨脂、山药、山茱萸补肾益精；柴胡、升麻与芡实、金樱子配伍升清固精，使脉络得通，精气得固，则病远矣。

医案十：

初某，男，41 岁，干部。

初诊：2022 年 7 月 10 日。

主诉：双下肢轻度水肿半年。

病史：患者双下肢轻度水肿已半年，不够重视，未做系统治疗。近来病情有加重趋势，遂前来就诊。

刻下症：见面色无华，睑浮肢肿，神疲乏力，心悸少寐，易患感冒，手足心热，口燥咽干或咽痛，大便干，大量泡沫尿。咽喉暗红，舌质红，少苔，脉细弱。尿常规：尿蛋白（+++）。

中医诊断：水肿；辨证属气阴两虚兼内热。

治法：益气养阴，补肾固精。

方药：麦味地黄丸加减。黄芪 30g、太子参 15g、黄精 20g、麦冬 12g、五味子 10g、熟地 15g、山药 15g、山茱萸 15g、牡丹皮 12g、茯苓 20g、泽泻 15g、当归 15g、川芎 10g、丹参 30g、芡实 30g、金樱子 20g、海藻 20g、葛根 15g，14 剂，日 1 剂，水煎服 3 次。

二诊：2022 年 7 月 24 日。服上方半个月，大便不干结，睡眠好转，口干咽燥好转。守上方续服，配服"肾复康片"。

三诊：2022 年 8 月 28 日。上方续服月余，配服"肾复康片"，诸症悉减。证方合拍，无须改弦易辙。守上方调治半年，尿常规正常，肝功能、肾功能正常。

按语：此例慢性肾炎患病日久，气虚血亏。气虚无以卫外，故神疲乏力，易患感冒；血虚无以荣养，故面色无华；血虚不能养心，心血失养，则心悸少寐；阴虚生内热，故手足心热，口燥咽干或咽喉暗红。方用麦味地黄丸加减，麦冬、五味子、熟地、山药、山茱萸、黄精补肺气，益肾精；当归、川芎、丹参养血活血；黄芪、太子参、芡实、金樱子益气固摄；牡丹皮、茯苓、泽泻凉血利湿，补中有泄；海藻消痰软坚，利水消肿。现代医学研究表明，海藻中所含褐藻酸有类似肝素样作用，表现为抗凝血、抗血栓、降血黏度，与葛根配伍改善微循环。配服"肾复康片"，滋阴补肾，益气健脾，养血活血，以治其本，肾炎乃愈。

医案十一：

谌某，男，38 岁，公司职员。

初诊：2021 年 5 月 10 日。

主诉：乏力 1 年余。

病史：患者近 1 年多来感乏力易疲，外院诊断为"慢性肾炎"，平素易感冒。

刻下症：面色少华，眼睑水肿，少气懒言，鼻塞、流涕、咽痒、咳嗽，小便量少，有泡沫。舌红苔薄白，脉弦细。尿常规：尿蛋白（++）。

中医诊断：虚劳；辨证属肺卫气虚。

治法：益气固卫，通窍摄精。

方药：四君子汤合玉屏风散加味。太子参 20g、炒白术 12g、茯苓 20g、炙甘草 6g、陈皮 10g、黄芪 50g、防风 12g、薄荷 6g、通草 3g、蝉蜕 6g、僵蚕 10g、菖蒲 10g、川芎 10g、当归 15g、芡实 30g、金樱子 20g、五味子 10g、连翘 15g，7 剂，日 1 剂，水煎服 3 次。

二诊：2021 年 5 月 17 日。服上方 7 剂，表邪已解。守上方，去薄荷、通草、连翘，配服肾复康片 2 个月。

三诊：2021 年 7 月 19 日。上方调治 2 个月，面色好转，肿消，诸症悉减，尿常规：尿蛋白（+-），肾复康片巩固善后。

四诊：2021 年 12 月 27 日。年底前来复诊，尿常规正常，血白蛋白正常。

按语：本病例为肺卫气虚所致。肺主宣发，通调水道，肺气虚则肺失宣肃，水气阻滞，溢于肌肤故面浮肢肿；气虚无以输布精气，则面色萎黄，少气懒言；卫外不固故易患感冒，咳嗽流涕等。拟四君子汤合玉屏风散加味治疗。方中黄芪、炒白术、防风为玉屏风散，益肺固表；太子参、茯苓、陈皮、炙甘草健脾助运；蝉蜕配僵蚕是王柏枝老师常用药对，蝉蜕甘寒，归肺肝经，以其甘寒清热，质轻上浮，长于疏散肺经风热以宣肺利咽，开音疗哑；僵蚕咸、辛、平，归肝肺胃经，有祛外风、散风热、止痛止痒之功，用治风热上攻之咽喉肿痛，声音嘶哑。药理实验研究表明，蝉蜕有免疫抑制和抗过敏作用，治疗慢性咽炎，咽喉不适或肿痛者，往往可以收到较好的疗效。菖蒲、川芎、当归活血通窍；芡实、金樱子、五味子敛肺摄精；连翘清热解毒；薄荷疏风解表；通草入肺经，引热下降而利小便、消水肿。尔后加用肾复康片巩固善后，气虚得复，卫外得固，精不漏泄，蛋白尿自消。

医案十二：

高某，女，22 岁，学生。

初诊：2015 年 4 月 15 日。

主诉：间断肢体水肿 2 年，伴皮肤疮疡 1 周。

病史：患者间断肢体水肿 2 年，曾诊断为"慢性肾炎"，治疗后基本痊愈。1 周前颜面出现疔疖，以为是青春痘，未予重视。近日出现颜面水肿，身发疮疖、脓疱，双下肢为甚，红肿痛痒，甚则抓破流黄水，苦楚不堪，尿少短黄，舌红苔黄，脉滑数。尿常规：尿蛋白（++），隐血（+）。

中医诊断：水肿；辨证属湿毒浸淫，毒滞肌肤。

治法：清热化湿，解毒行水。

方药：五味消毒饮加味。金银花 20g、连翘 10g、蒲公英 30g、紫花地丁 10g、野菊花 15g、天葵子 10g、地肤子 10g、白鲜皮 10g、赤小豆 10g、丹皮 10g、赤芍 10g、甘草 6g、土茯苓 30g、车前草 30g、白茅根 30g，14 剂，日 1 剂，水煎服 3 次。

二诊：2015 年 4 月 29 日。服上方半个月，疮疖脓疱峻猛之势减，瘙痒止，小便利。守上方去白鲜皮、赤小豆，加黄芪 20g、茯苓皮 20g，14 剂，水煎服。

三诊：2015 年 5 月 13 日。上方服用半个月，疮疖脓疱明显减轻，水肿退，尿常规：尿蛋白（+），隐血（+-），方拟益气活血，解毒利湿善后。

四诊：2015 年 8 月 19 日。上方出入调治 3 个月，诸症悉平，尿常规正常，健康无恙。

按语：患者有慢性肾炎病史，治疗后基本痊愈，因皮肤感染引发宿疾。所发疮疖、脓疱，系湿毒浸淫所致，故重在化湿解毒利水，方拟五味消毒饮清热解毒，消散疖肿；加赤小豆、地肤子、土茯苓、车前草、白茅根清热利湿行水；甘草解毒和中；丹皮、赤芍活血解毒。全方俾使热毒解，疮疖消，水湿除，继以益气活血，解毒利湿之方善后，毕收其功。

医案十三：

张某，男，39 岁，公司员工。

初诊：2018 年 7 月 8 日。

主诉：颜面及双下肢水肿半年。

病史：患者半年前出现水肿，在外院住院，诊断为"慢性肾炎"。多方治疗效不显，病情反反复复。

刻下症：颜面及双下肢水肿，按之没指，面色㿠白，畏寒肢冷，腰膝酸软，纳呆腹胀，大便稀溏，小便短少。舌淡胖，边有齿痕，苔白滑，脉沉细。尿常规：尿蛋白（+++），24h 尿蛋白定量 2.2g，肝肾功能及血脂检查正常。

中医诊断：水肿；辨证属阳虚水泛。

治法：温阳利水。

方药：真武汤加味。制附片 10g、干姜 8g、黄芪 30g、白术 12g、茯苓皮 30g、车前草 20g、泽泻 10g、菟丝子 15g、枸杞 15g、补骨脂 10g、淫羊藿 10g、当归 10g、白芍 10g、川芎 6g、香附 15g、郁金 15g，14 剂，日 1 剂，水煎服 3 次。

二诊：2018 年 7 月 22 日。小便量增，水肿有减，大便稍溏。继以上方去香附、郁金，加丹参 30g、益母草 15g，14 剂。

三诊：2018 年 8 月 12 日。精神好转，纳谷增加，四肢转温。尿常规：尿蛋白（++）。继以上方去附片、干姜、泽泻，加巴戟天 10g、芡实 30g、山茱萸 10g，服用 2 个月，配服肾复康片。

四诊：2018 年 12 月 22 日。诸恙悉平，各项检查均正常。

按语：水肿是慢性肾炎的突出症状，然治疗不宜单纯利尿。王柏枝老师主张温阳，阳气得振则气化复常，小便自利，水肿自消。本方用附片、干姜等意即在此。一旦中病，阳复肿消即停附片、干姜，加用温而不燥之品。然久病必虚，病久必瘀，瘀阻则水停，故又佐香附、郁金、当归、川芎、丹参、益母草等行气活血化瘀之属去菀陈莝。

医案十四：

王某，女，51 岁，干部。

初诊：2014 年 11 月 23 日。

主诉：间断双下肢水肿3年，加重1个月。

病史：患者诉近3年反复双下肢水肿，伴蛋白尿，在当地医院被诊断为"慢性肾炎"进行治疗（具体不详）。近1个月来下肢水肿加重，头晕耳鸣，腰膝酸软，目干，口燥咽干，心烦，头痛，手足心热，胃纳不香，大便偏干，小便黄。舌质红苔薄，脉弦。血压170/100mmHg。尿常规：尿蛋白（++）、颗粒管型少许、红细胞少许、白细胞（+），上皮细胞（+）。

中医诊断：水肿；辨证属肝肾阴虚、肝阳偏亢。

治法：滋阴潜阳，兼利湿热。

方药：熟地15g、山药15g、山茱萸20g、当归10g、白芍10g、生龙骨30g、生牡蛎30g、醋龟甲20g、女贞子20g、墨旱莲20g、枸杞15g、菊花10g、怀牛膝20g、钩藤10g、忍冬藤15g、车前草15g，20剂，日1剂，水煎服3次。

二诊：2014年12月13日。头晕目眩症状消失，心烦好转。觉少寐多梦。血压150/80mmHg。守上方去钩藤，加酸枣仁15g、夜交藤30g，14剂。

三诊：2014年12月27日。睡眠转安，视物清晰，仅晨起眼睑稍肿，腰痛，二便调，血压正常，尿常规明显好转。守上方加黄芪30g，28剂。调理月余，血压正常，尿常规正常。随访多年未见复发。

按语：此例患者病情较为复杂，病延日久，消耗肾阴，或阴损及阳，肾阴亏耗，肝阳偏亢。故阴阳气悉有伐伤，肾肝脾皆受其累。方以熟地、山药、山茱萸、白芍、女贞子、墨旱莲、醋龟甲等补肝肾之阴；以生龙牡、钩藤、菊花、怀牛膝平肝潜阳，忍冬藤、车前草清热利湿；黄芪健脾益气。诸药各行其道，相互配合，既无碍脾遏气之虑，亦无阳气愈亢之忧，疗效可显。

2. 肾病综合征

医案一：

周某，男，70岁，务农。

初诊：2022年8月1日。

主诉：双下肢水肿1个月。

病史：患者诉1个月前无明显诱因出现双下肢水肿，尿中可见泡沫，7月25日于当地医院查尿常规：尿蛋白（++），隐血（++）；血生化：血肌酐66μmol/L，总蛋白54.8g/L，白蛋白28.3g/L；24h尿蛋白：3.8g/24h，诊断为"肾病综合征"。为求中西医结合诊治，遂来湖北省中医院肾病科就诊，症见精神欠佳，面色晦暗，乏力，双下肢水肿，泡沫尿，自觉小便量较前减少，便溏，舌暗红，苔白腻，脉濡细。

中医诊断：水肿；辨证属脾气亏虚，水湿壅盛。

治法：健脾利湿，活络固精。

方药：黄芪30g、太子参15g、炒白术12g、茯苓30g、陈皮10g、车前子15g、薏苡仁30g、萆薢30g、石韦20g、当归15g、川芎15g、丹参30g、葛根15g、生牡蛎30g、莲子10g、芡实30g、金樱子20g、炒扁豆20g、莪术12g。14剂，日1剂，水煎服3次。

二诊：2022年8月15日。乏力，双下肢水肿，踝部明显，小便量少，舌暗红，苔白腻，脉濡细。尿常规：隐血（++），尿蛋白（++）。方药：黄芪30g、生晒参10g、炒白术15g、茯苓30g、猪苓20g、泽泻20g、车前子15g、当归15g、川芎15g、丹参30g、桃仁10g、莪术15g、炒栀子10g、茜草30g、白茅根30g、莲子10g、芡实30g、金樱子20g、牡蛎20g。14剂，水煎服。

三诊：2022年8月29日。颜面及双下肢水肿，舌暗红，苔腻，脉濡细。尿常规：隐血（++），尿蛋白（+++）。方药：守上方去桃仁、白茅根、莲子、金樱子、牡蛎，加葛根15g、三七6g、炒蒲黄10g，14剂，水煎服。

四诊：2022年9月12日。颜面及双下肢水肿较前减轻，时有脚趾发麻，舌暗红，苔薄白，脉弦细。尿常规：隐血（+-），尿蛋白（++）。生化：总蛋白63.8g/L，白蛋白37.4g/L，三酰甘油2.01mmol/L，血肌酐50μmol/L。方药：守上方，去猪苓、泽泻、车前子、栀子、茜草、三七、蒲黄，加海藻15g、怀牛膝20g、桑寄生20g，14剂，水煎服。

五诊：2022年9月26日。水肿明显减轻，仍有大便溏，脚趾麻木，舌暗红，苔白，脉沉细。尿常规：尿蛋白（+）。方药：肉桂5g、附片12g、熟地15g、山药15g、山茱萸15g、当归12g、丹参30g、葛根15g、黄芪30g、炒白术15g、陈皮10g、芡实30g、莲子10g、干姜10g、海藻15g、金樱子30g，7剂，水煎服。

六诊：2022年10月3日。一般情况可，未诉特殊不适。尿常规：尿蛋白（+-）。守上方，黄芪改为50g，14剂，水煎服。

按语：肾病综合征属中医学"水肿"范畴，以头面、四肢、甚至全身水肿为主要特征，其病因涉及风邪外犯、疮毒内陷、水湿浸渍、饮食劳倦、体虚久病等。此例肾病综合征患者，发病初期见双下肢水肿伴泡沫尿，舌暗红，苔白腻，脉濡细，辨证为脾气亏虚、水湿壅盛型水肿，予参苓白术散合水陆二仙丹加味以健脾利湿、活络固精。方中黄芪、太子参、茯苓、白术益气健脾，陈皮、白扁豆、莲子健脾化湿，薏苡仁、车前子、萆薢、石韦利水渗湿，当归、川芎、丹参、莪术活血化瘀，芡实、金樱子、牡蛎益肾固精。治疗过程中患者水肿顽固难消，故加肉桂、附片以鼓舞肾气，葛根以升举脾阳，增加利湿之效以祛实邪。后随诊2个月，水肿渐消，尿蛋白转阴。

医案二：

刘某，男，27岁，工人。

初诊：2022年9月13日。

主诉：反复肢体水肿1年余。

病史：患者诉1年前无明显诱因出现肢体水肿，于当地医院诊治，诊断为"肾病综合征"。予以足量醋酸泼尼松口服，但每次减量至5mg/d时易出现病情反复，水肿再发，尿蛋白增多，血白蛋白下降，此次是第4次复发，欲求中医药治疗，遂来就诊。症见形体偏胖，面色㿠白虚浮，腰膝酸软，神疲乏力，畏寒，肢体水肿，腹满、便溏，小便量少，泡沫多，舌淡胖，边有齿痕，苔白厚腻，脉濡细。尿常规：尿蛋白（+++）；肝功能：白蛋白18.8g/L；血脂：总胆固醇10mmol/L。

中医诊断：水肿；辨证属脾肾阳虚，湿邪阻滞。

治法：温补脾肾，利水消肿。

方药：制附片 10g、淫羊藿 10g、补骨脂 10g、干姜 10g、白术 10g、茯苓 30g、陈皮 10g、泽泻 10g、车前子 30g、广木香 10g、砂仁 6g、大腹皮 10g、丹参 30g、益母草 30g。7 剂，日 1 剂，水煎服 3 次。

二诊：2022 年 9 月 20 日。服上方 1 周，纳食增加，腰膝酸软好转，肢体水肿较前缓解。复查尿常规：尿蛋白（＋）；血白蛋白升至 24.6g/L，总胆固醇降至 5.6mmol/L。嘱患者口服醋酸泼尼松减至 2.5mg，每天 1 次，继守上方加菟丝子 12g、山茱萸 15g，21 剂。

三诊：2022 年 10 月 11 日。上方调治 3 周，水肿消退，大小便正常，精神可，尿常规：尿蛋白（－）；血白蛋白升至 38.6g/L，停用醋酸泼尼松，予肾综丸（见附录验方 4，下同）巩固治疗。

按语：此例患者属于糖皮质激素依赖型，每于激素减量阶段出现病情反复。患者激素治疗后，病情虽有所缓解，但减量后易复发。而长期使用糖皮质激素，其副作用不可小觑，故需予以中药辨证治疗以增效。由于水谷精微丢失过多，耗伤阳气致阳气虚弱，湿邪侵袭而内停，证属本虚标实;《景岳全书·肿胀》谓："凡水肿等证，乃肺、脾、肾三脏相干之病。温补即所以化气，气化而痊愈者，愈出自然。"故从脾肾论治水肿，予实脾饮加减以温补脾肾，利水消肿。王柏枝老师在本方中，制附片、干姜、淫羊藿、补骨脂补肾助阳；白术、茯苓、泽泻、车前子、益母草利水消肿，渗湿止泻；陈皮、广木香、砂仁、大腹皮理气健脾，化湿和中。二诊时效果明显，加菟丝子、山茱萸以增强补益肝肾，收涩固脱，奏温阳利水之功效并续服，三诊症状好转，蛋白尿转阴，停用激素，予肾综丸巩固治疗。

医案三：

邹某，男，14 岁，学生。

初诊：2023 年 2 月 5 日。

主诉：反复蛋白尿 7 年。

病史：患者诉确诊"肾病综合征"7 年，反复蛋白尿，于当地医院规律服用激素及中药丸剂治疗（具体不详）。半年前自行停用激素，蛋白尿复现，波动于 ++ ～ +++，当地医院予以每天 1 次口服醋酸泼尼松 10mg 联合他克莫司 0.5mg 及中药丸剂治疗，效果不佳，遂来湖北省中医院肾病科就诊，症见形体偏胖，神疲乏力，尿中可见少许泡沫，双下肢无水肿，纳眠尚可，舌淡胖，苔白腻，脉细滑。尿常规：尿蛋白（++）。

中医诊断：水肿；辨证属脾肾两虚，脉络受损。

治法：健脾补肾，固统精血。

方药：黄芪 30g、党参 15g、炒白术 15g、陈皮 10g、升麻 6g、柴胡 10g、当归 15g、川芎 10g、丹参 30g、淫羊藿 12g、巴戟天 12g、熟地 15g、山药 20g、山茱萸 20g、莲子 10g、芡实 30g。7 剂，日 1 剂，水煎服 3 次。配服"补肾养血粉"以加强补益脾肾之力。

二诊：2023 年 2 月 12 日。诉手足心热，舌淡胖，苔白腻，脉细滑。尿常规：尿蛋白（+++）；生化：总蛋白 63.6g/L，白蛋白 37.3 g/L，总胆固醇 5.8 mmol/L，三酰甘油 2.5 mmol/L，低密度脂蛋白 4.08 mmol/L，血肌酐 52μmol/L。方药：肉桂 3g、制附片 10g、巴戟天 10g、淫羊藿 10g、菟丝子 12g、枸杞 12g、熟地 10g、山药 12g、山茱萸 10g、当归 10g、赤芍 10g、川芎 6g、丹参 15g、芡实 20g、黄芪 20g、党参 10g，14 剂，水煎服。

三诊：2023 年 2 月 26 日。诉咽干口干，偶有盗汗，怕热，手足心热，舌淡红，苔薄黄腻，脉细滑。尿常规：尿蛋白（+++）。方药：知母 10g、黄柏 12g、熟地 12g、山药 12g、丹皮 6g、山茱萸 10g、茯苓 15g、泽泻 10g、女贞子 15g、旱莲草 15g、怀牛膝 12g、煅龙骨 20g、煅牡蛎 20g、当归 10g、白芍 10g、麦冬 10g、五味子 10g，14 剂，水煎服。

四诊：2023 年 3 月 12 日。未诉不适，舌淡红，苔薄腻，脉细。尿常规：尿蛋白（+++）。方药：守二诊方加金樱子 20g、五味子 10g，改熟地为 12g，14 剂，水煎服。

五诊：2023 年 3 月 26 日。未诉不适，舌淡红，苔薄腻，脉细。尿常规：尿蛋白（++）。方药：守上方加仙茅 6g，14 剂，水煎服。

六诊：2023 年 4 月 9 日。未诉特殊不适，舌淡红，苔薄白，脉细。尿常规：尿蛋白（－）。方药：守上方去党参，加太子参 10g，14 剂，水煎服。后随诊数月余，未诉不适，尿常规正常。

按语：患者处糖皮质激素减量阶段，因长期血白蛋白从尿中外漏，精微物质丢失过多，脏腑失养，症见神疲乏力，故治疗予补中益气汤加味以健脾补肾，固摄精血。又因患者长期口服激素，易耗液伤阴，治疗中出现手足心热、咽干口干、盗汗等阴虚内热之象，故改用知柏地黄丸加味滋阴清热。待阴虚内热缓解后，再以肾综丸加减温补肾阳，固摄精微。方中肉桂、附片、淫羊藿、菟丝子温阳补肾，熟地、山药、山茱萸补肾益精，当归、赤芍、川芎、丹参活血养血，黄芪、党参、芡实益气健脾。患者蛋白尿逐渐控制，效不更方，继服上方加减 2 月余，并嘱患者逐量撤减激素，尿蛋白逐渐转阴，后随诊数月余，未诉不适，尿常规正常。

医案四：

单某，男，67 岁，退休。

初诊：2023 年 3 月 26 日。

主诉：双下肢水肿 1 周。

病史：患者诉 1 周前无明显诱因出现双下肢水肿，伴大量泡沫尿，于某医院就诊，经系统检查诊断为"肾病综合征"，建议糖皮质激素治疗，患者拒绝，遂至湖北省中医院肾病科就诊。症见精神欠佳，咽喉疼痛，双下肢水肿，泡沫尿，纳眠尚可，舌暗红，苔白腻，脉滑细。尿常规：尿蛋白（++++）。

中医诊断：水肿；辨证属脾肾气虚，水湿内停。

治法：温补脾肾，利水消肿。

方药：肉桂 5g、附片 12g、菟丝子 15g、枸杞 15g、熟地 15g、山茱萸 20g、当归 15g、丹参 30g、防己 12g、黄芪 50g、炒白术 15g、陈皮 10g、芡实 30g、甘草 6g、川芎 12g、猪苓 12g、车前子 15g、金樱子 30g、山药 15g、鹿角胶 10g。7剂，日 1 剂，水煎服 3 次。配服"三花清解粉"以加强清热解毒之力。

二诊：2023 年 4 月 2 日。诉双下肢水肿，泡沫尿，纳可，舌淡，苔白腻，脉沉细。尿常规：尿蛋白（+++）。守上方，去猪苓、车前子，加莲须 20g，附片改为 8g，14 剂，水煎服。

三诊：2023 年 4 月 16 日。诉水肿较前缓解，少量泡沫尿，舌淡，苔薄白，脉弦细。尿常规：隐血（+），尿蛋白（++）。方药：守上方，去附片，14 剂，水煎服。

四诊：2023 年 4 月 30 日。诉稍有乏力，双下肢轻度水肿，舌淡，苔薄白，脉细。尿常规：尿蛋白（+−）。治疗同前，后调治半年，诸症悉平。

按语：患者处肾病综合征初发阶段，尚未使用糖皮质激素治疗，辨证属脾肾气虚，水湿内停证。脾虚则水湿不化，肾虚则水失蒸腾，水饮流溢体表则发为肢肿，故予右归丸合防己黄芪汤化裁治疗。方中肉桂、附片、菟丝子温补肾阳，枸杞、熟地、山茱萸补益肝肾，当归、丹参、川芎养血活血，黄芪、白术、陈皮、山药益气健脾，芡实、金樱子益肾固精，猪苓、车前子利水消肿，鹿角胶补益精血。患者目前还合并咽喉疼痛，故联合"三花清解粉"，清热解毒。水肿是肾病综合征的主要症状，然治疗不宜单纯利尿。王柏枝老师主张温阳，阳气得振则气化复常，小便自利，水肿自消，方中用附片、肉桂等意即在此。一旦中病，阳复肿消即停附片、肉桂，加用温而不燥之品。然久病必虚，病久必瘀，瘀阻则水停，故又佐当归、川芎、丹参等行气活血化瘀之品。

医案五：

胡某，男，55 岁，职员。

初诊：2022 年 11 月 9 日。

主诉：发现蛋白尿 11 年。

病史：患者诉确诊"肾病综合征"11年，泡沫尿，复查尿蛋白波动在＋～＋＋＋，多次于湖北省中医院肾病科住院，予醋酸泼尼松15mg，1天1次，联合雷公藤总苷20mg，1天3次，口服免疫抑制治疗。昨日复查生化示：总蛋白46.0g/L，白蛋白26.9g/L，血尿酸558μmol/L；尿常规：尿蛋白（＋＋）。症见面色晦暗，乏力，双下肢轻度水肿，纳可，睡眠差，夜尿3～4次，大便尚调，舌暗红，苔白腻，脉弦滑。

中医诊断：水肿；辨证属脾肾亏虚，络脉瘀阻。

治法：补益脾肾，活血利水。

方药：黄芪50g、太子参15g、炒白术15g、陈皮10g、柴胡10g、当归15g、川芎15g、丹参30g、淫羊藿15g、巴戟天12g、补骨脂10g、菟丝子15g、枸杞15g、熟地15g、山茱萸20g、莲子10g、芡实30g、金樱子30g、炒扁豆20g。14剂，日1剂，水煎服3次。

二诊：2022年11月23日。诉稍乏力，纳可，睡眠欠佳，二便尚可，舌暗红，苔薄白，脉弦细。尿常规：尿蛋白（＋）。方药：守上方去柴胡、扁豆，加莲须20g，鹿角胶10g，14剂，水煎服。

三诊：2022年12月7日。未诉不适，舌淡红，苔薄白有裂痕，脉弦。尿常规：尿蛋白（＋－）。方药：守上方，继服2个月以巩固疗效。

按语：本案为肾病综合征反复蛋白尿患者，证属脾肾气虚，络脉瘀阻。蛋白是人体精微物质，宜藏不宜泄，故予补中益气汤化裁治疗。方中黄芪、太子参、白术益气健脾，淫羊藿、巴戟天、补骨脂、菟丝子温补肾阳，当归、川芎、丹参行气活血，陈皮、柴胡、白扁豆疏肝健脾，枸杞、熟地、山茱萸滋补肾精，莲子、芡实、金樱子养肾固精。鹿角胶甘咸而温，可壮元阳、补血气、生精髓、暖筋骨，张景岳称其"善补阴中之阳，最为补阴要药"。芡实、金樱子为《洪氏集验方》"水陆二仙丹"原方，芡实甘涩平，益肾固精，健脾祛湿；金樱子酸涩平，固精缩尿，涩肠止泻，二药合用共奏益肾固精之效，主治肾虚精关不固、带下过多之症。王柏枝老师常将二药与莲子、莲须等药配伍以固肾涩精，减少蛋白尿的漏泄。

医案六：

吴某，女，79岁，退休。

初诊：2023年1月13日。

主诉：间断双下肢水肿7年，再发4天。

病史：患者7年前因双下肢水肿至当地医院就诊，尿常规：尿蛋白（+++），诊断为"肾病综合征"，长期服用中成药治疗（具体不详），复查尿蛋白在+～+++之间波动。4天前双下肢水肿再发加重，伴泡沫尿。生化：总蛋白48.1g/L，白蛋白24.8g/L。尿常规：隐血（+），尿蛋白（+++）。症见颜面及双下肢水肿，周身困重，口苦，食欲尚可，睡眠差，睡而易醒，大便干结。舌暗红，苔黄厚，脉弦滑。

中医诊断：水肿；辨证属脾肾气虚，湿热瘀阻。

治法：益肾健脾，活血利水。

方药：桃仁10g、莪术15g、当归15g、川芎15g、丹参30g、海藻15g、巴戟天12g、补骨脂10g、菟丝子15g、枸杞15g、熟地15g、山茱萸15g、芡实30g、金樱子30g、黄芪30g、太子参15g、炒白术12g、陈皮10g、莲须20g。14剂，日1剂，水煎服3次。

二诊：2023年1月27日。诉食后腹胀，双下肢凹陷性水肿，纳眠欠佳，小便量少，大便尚可，舌暗红，苔黄腻，脉弦滑。尿常规：隐血（+-），尿蛋白（++）。方药：守上方加茯苓15g、猪苓15g、车前子12g、木香12g，14剂。

三诊：2023年2月10日。诉双下肢轻度水肿，稍感口干，纳眠一般，小便量可，大便偏干，舌暗红，苔薄腻，脉弦。尿常规：尿蛋白（+）。方药：守上方，去车前子，14剂。

四诊：2023年2月24日。诉双下肢稍乏力，不肿，纳眠可，二便调，舌暗红，苔薄白，脉细。尿常规：尿蛋白（+-）。方药：守上方，加川牛膝20g，14剂。

按语：患者反复蛋白尿，证属脾肾气虚，湿热瘀阻。蛋白漏泄于外有多种因素，或因正虚，或因邪实。正虚缘于脏腑功能失调、气血阴阳不足，邪实缘于外感、湿热、毒瘀等，治疗应标本兼顾，故予参芪地黄汤合桃红四物汤化裁治疗。方中桃仁、莪术、当归、川芎、丹参活血化瘀，巴戟天、补骨脂、菟丝子温补肾阳，枸杞、熟地、山茱萸补肾养精，芡实、金樱子、莲须益肾固精，黄芪、太子参、白术、陈皮益气健脾。气为血之帅，气滞则瘀血内生，必影响脏腑经络气机的升降出入，瘀血闭阻脉络，脉道不通，血不利则为水；反之水肿日久化热，亦可加重湿瘀之邪。桃红四物之属可去菀陈莝，参芪地黄之品益气健脾，气虚得复，卫外得固，精不漏泄，蛋白尿自消。

医案七：

李某，男，22岁，公司职工。

初诊：2022年9月24日。

主诉：间断水肿3个月，遗精1月余。

病史：患者于3个月前因双下肢水肿至当地医院就诊，尿常规：尿蛋白（+++）；血白蛋白：24.9g/L。诊断为"肾病综合征"，开始予以醋酸泼尼松治疗，用激素治疗3月余，近1个月来出现头晕耳鸣，眼目干涩，腰膝酸软，盗汗遗精，手足心热，少寐多梦，口干咽燥，便干溲赤等症候群，除上述症状外，其遗精1周3次，欲求中医药治疗，遂慕名前来就诊。症见舌尖红，少苔，脉象细数。尿常规：尿蛋白（+）。

中医诊断：遗精；辨证属心火偏亢，肝肾阴虚。

治法：养阴清热，交通心肾。

方药：天冬20g、生地黄20g、黄柏10g、黄连5g、灯心草3g、茯苓10g、麦冬12g、玄参12g、当归10g、白芍10g、柏子仁10g、煅龙骨30g、煅牡蛎30g、酒萸肉20g、芡实30g、金樱子20g、莲须10g、五味子10g。7剂，日1剂，水煎服3次。

二诊：2022年10月1日。服上方1周，遗精减至1周1次，大便调畅。方药：守上方，去黄连、黄柏，加牡丹皮 10g、何首乌 12g、醋龟甲 20g，14 剂。

三诊：2022 年 10 月 15 日，服上方 2 周，遗精消失，头晕腰酸好转，盗汗发热消失，大小便正常，复查尿常规、肝肾功能无异常。守上方续服 21 剂。

四诊：2022 年 11 月 5 日。纳可，二便调，精神可，复查尿常规、肝肾功能正常，已上班工作。

按语：此例肾病综合征患者，服用激素后致阴液耗伤，症见手足心热；阴不敛阳，虚火上炎则口干咽燥，眼目干涩；虚火上扰则心神不宁，扰动清窍则头晕耳鸣；热迫津液外泄则盗汗；心火偏亢，肾水亏虚，心肾不交则遗精，结合舌脉辨证为肝肾阴虚内热证，故予三才封髓丹化裁治疗。方中天冬、麦冬、生地滋阴润肺；黄连、灯心草清心火、黄柏泻相火；茯苓、柏子仁养心安神；当归、白芍、酒萸肉、五味子滋阴养血；煅龙骨、煅牡蛎、芡实、金樱子、莲须益肾涩精。水升火降，心肾交泰，遗精得固。当遗精止，加用何首乌、醋龟甲滋补肝肾，丹皮清热生津，合奏填精补肾、育阴清热之功。王柏枝老师喜用何首乌，《本草纲目》言其"能养血养肝，益肾固精……为滋补良药，不寒不燥，功在地黄、天门冬诸药之上"。此外，王柏枝老师常教导我们临证辨治应注重病证结合，采用不同的思维模式全面认识疾病。

医案八：

陈某，女，29 岁，公司员工。

初诊：2023 年 2 月 14 日。

主诉：发现蛋白尿 5 月余，颜面、肩背部痤疮 2 月余。

病史：患者 5 个月前因颜面及双下肢水肿至当地医院就诊，尿常规：尿蛋白（+++）；血白蛋白：26.2g/L。诊断为"肾病综合征"，予以足量醋酸泼尼松口服，规律减量，醋酸泼尼松目前已减至 30mg，每日 1 次。2 个月前出现颜面部、肩背部痤疮，伴口干口苦、咽喉疼痛，怕热多汗，大便秘结，小便短赤，舌边暗红，苔黄腻，脉滑数。尿常规检查：尿蛋白（+）。

中医诊断：痤疮；辨证属湿热壅盛，火毒结聚。

治法：清热利湿，泻火解毒。

方药：金银花 30g、连翘 15g、野菊花 20g、板蓝根 30g、苦参 20g、薏苡仁 30g、白茅根 30g、车前草 20g、通草 6g、生地黄 10g、赤芍 10g、大黄 6g。7 剂，日 1 剂，水煎服 3 次。

二诊：2023 年 2 月 21 日。服上方 1 周，咽痛减，口干、口苦好转，大便畅，尿量增加。上方去大黄，加栀子 10g、黄芩 10g，14 剂。

三诊：2023 年 3 月 7 日。服上方 2 周，怕热多汗缓解，纳可，二便可，痤疮渐消。拟益气健脾，解毒利湿法。改方为：黄芪 30g、太子参 20g、白术 12g、茯苓 12g、陈皮 10g、当归 10g、赤芍 10g、金银花 10g、板蓝根 10g、车前子 10g、白茅根 10g、薏苡仁 10g、苦参 10g、土茯苓 10g、甘草 6g。14 剂。

四诊：2023 年 3 月 21 日。继服上方 2 周，痤疮悉平。尿常规、肝功能、血脂正常，激素顺利撤减。

按语：本案患者久服激素后继发皮肤感染，王柏枝老师认为激素属燥烈之品，易耗津伤阴，炼液生痰而致湿热互结，火热上炎则咽痛、口干口苦；热壅肌肤，则生痤疮痈疖；热盛迫津外泄，则怕热多汗，故拟清热利湿、泄火解毒之法。首诊方中金银花、连翘、野菊花、板蓝根清热解毒利咽；苦参能清热燥湿止痒；薏苡仁、车前草、白茅根、通草清热利尿通淋，大黄通腑泄热消肿，意在"通利二便以导热下行"，全方共奏清热利湿、泄火解毒之功。三诊后，热清毒解，加用益气健脾之品，以培土固元。

医案九：

张某，男，41 岁，个体户。

初诊：2023 年 3 月 2 日。

主诉：发现蛋白尿半年余，皮肤瘀斑 1 个月。

病史：患者于半年前因颜面及双下肢水肿至当地医院就诊，尿常规：尿蛋白

（+++）；血白蛋白：19.2g/L。诊断为"肾病综合征"，予以足量激素口服治疗，水肿逐渐消退，激素规律减量，蛋白尿在 + ～ ++ 之间波动。目前醋酸泼尼松 5mg，每日 1 次。1 个月前出现皮肤瘀点瘀斑。现症见：面色萎黄晦滞，肌肤瘀点或瘀斑，口唇紫暗，双下肢水肿，纳少呕恶，神疲乏力，大便秘结。舌质暗，苔浊腻，脉沉细弱，察舌下静脉瘀紫。尿常规：尿蛋白（++）；血白蛋白：28.6g/L。

中医诊断：紫癜；辨证属浊瘀互结证。

治法：行气活血，和胃降浊。

方药：柴胡 10g、枳实 10g、白芍 10g、郁金 15g、香附 10g、川芎 10g、茯苓 20g、法半夏 10g、制大黄 5g、陈皮 10g、甘草 6g，7 剂，日 1 剂，水煎服 3 次。

二诊：2023 年 3 月 9 日。服上方 1 周，腑通气顺，呕恶止。遂调整方药，拟活血化瘀，利水消肿法。方药：桂枝 10g、茯苓 30g、丹参 30g、桃仁 10g、益母草 20g、丹皮 10g、赤芍 15g、川牛膝 10g、泽泻 20g、防己 20g、黄芪 30g、甘草 6g。14 剂。

三诊：2023 年 3 月 23 日。上方调治半个月，面色好转，肌肤润泽，瘀点减少，水肿消退，精神恢复，纳食可，二便正常。复查尿常规：尿蛋白（+－）；血白蛋白 36.2g/L。

按语：此例患者由于长期应用激素后出现气血瘀滞，血行受阻，脾胃升降功能失常，故见面色萎黄晦滞，肌肤瘀点、色素沉着，尿少足肿，纳差呕恶等症。舌脉均为浊瘀互结之征。首诊拟柴胡疏肝散化裁治疗，方中柴胡、枳实、白芍、郁金、香附、川芎等疏理气机，使气机调畅；法半夏、制大黄、陈皮、甘草等降浊通便，和胃止呕，达到气顺腑通、呕恶停止的目的。而后采用桂枝茯苓丸合防己黄芪汤化裁治疗，方中桃仁、牛膝、益母草活血化瘀，茯苓、泽泻、防己利水消肿，黄芪、桂枝益气温通，助其化瘀行水之力，全方有补有泄，补泄结合，达到化瘀行水的效果。王柏枝老师强调治肾病虽以脾肾为主，但兼证不可不顾及，更不可拘泥于肾而只治肾，否则难以奏效，此乃水肿之病又非独调脾肾之理也。

医案十：

程某，男，21岁，学生。

初诊：2020年10月7日。

主诉：双下肢水肿3月余。

病史：患者3个月前因双下肢水肿，在市某医院医治，诊断为"肾病综合征"，应用激素治疗，顿服泼尼松60mg/d，连服8周递减，每两周减量5mg，现服泼尼松40mg，出现不良反应前来湖北省中医院就诊。就诊时症见潮热盗汗，五心烦热，口干舌燥，咽痛，腰酸肢软，少寐多梦，偶有遗精，小便黄赤，舌质嫩红，脉象细数。尿常规：尿蛋白（++）。肝功能：总蛋白55g/L、白蛋白35.2g/L。血脂：总胆固醇6.1mmol/L。

中医诊断：水肿；辨证属阴虚内热。

治法：滋阴降火。

方药：知母10g、黄柏12g、熟地15g、醋龟甲20g、山药15g、丹皮10g、山茱萸15g、煅龙骨30g、煅牡蛎30g、怀牛膝20g、女贞子20g、墨旱莲30g、麦冬12g、石斛20g、当归10g、白芍12g、五味子10g、地骨皮10g，14剂，日1剂，水煎服3次。

二诊：2020年10月21日。服上方半个月，潮热盗汗止，烦热、口干舌燥减轻，无遗精。守上方去知母、黄柏、地骨皮，加黄连6g、夜交藤15g、杜仲15g，14剂。激素减量至35mg。

三诊：2020年11月4日。服方半个月，腰膝酸软减，睡眠得安，小便淡黄、畅通，咽痛有减。尿常规：尿蛋白（+）。拟六味地黄丸加女贞子15g、墨旱莲15g、太子参15g、板蓝根20g，28剂。激素减量至30mg。

四诊：2021年5月6日。上方增损续服半年，诸症悉减，纳可寐安，二便正常。泼尼松顺利撤减。

按语：此例肾病综合征用大剂量激素治疗后，副反应明显。中医认为激素类药物属于中药辛燥之品。热盛阴损，热在阴分，迫津外出，故潮热盗汗，热耗心血，则心神失养，出现五心烦热，少寐多梦，热势上炎则口舌干燥，咽痛；热损阴络则见尿色黄赤；舌脉亦为阴虚内热之像。故遣方滋阴降火而且重在养阴，重用熟地、龟板，所谓壮水之主，以制阳光，水升火降，以水制火。阴血足，火自平，水火相济，内热自清。

医案十一：

吴某，女，28岁，工人。

初诊：2019年8月3日。

主诉：蛋白尿半年。

病史：半年前发现蛋白尿，诊断为"肾病综合征"，就诊时诉已用激素治疗半年，泼尼松已经减至30mg/d，副反应仍很明显。症见颜面部、肩背部痤疮或疔疖，伴口干、口苦、咽喉疼痛，怕热多汗，大便秘结，小便短赤，舌边暗红，苔黄腻，脉滑数。尿常规：尿蛋白（＋）。

中医诊断：尿浊；辨证属湿热壅滞。

治法：解毒化湿，活血通络。

方药：金银花30g、连翘15g、野菊花10g、板蓝根30g、紫花地丁12g、赤小豆20g、地肤子30g、苦参10g、薏苡仁30g、滑石30g、通草6g、车前子15g、泽泻15g、白茅根30g、生地12g、丹皮10g、赤芍10g、炒栀子10g，14剂，日1剂，水煎服3次。

二诊：2019年8月17日。咽痛减，口干，口苦好转，大便畅，尿量增加。守上方续服21剂。泼尼松减量至25mg/d。

三诊：2019年9月7日。怕热多汗缓解，纳可，二便可，痤疮疖肿渐消。方拟益气健脾，解毒利湿法。方药：黄芪30g、太子参20g、白术15g、陈皮10g、当归20g、赤芍15g、金银花20g、板蓝根30g、车前子15g、白茅根30g、薏苡仁30g、苦参15g、土茯苓30g、甘草6g。30剂。泼尼松继续减量至20mg/d。

四诊：上方服用3个月，痤疮悉平。尿常规：尿蛋白（－），肝功能、血脂正常。

泼尼松顺利撤减。

按语：此例患者在长期应用大剂量激素后，机体免疫力降低，更易造成继发性感染。激素为燥烈之品，易助阳生热，湿热互结，壅滞上炎，可见咽痛、口干口苦；湿热蕴结，壅滞肌肤，腐败化脓，故见皮肤痤疮疖肿；湿热内盛，迫津外泄，故怕热多汗。由此，湿热内蕴是症候群的关键，故拟清热解毒化湿之法。金银花、连翘、野菊花、板蓝根、紫花地丁等清热解毒，苦参能清热燥湿，祛风利尿，滑石、车前子、白茅根、薏苡仁等清热利尿，导邪外出。尤其三诊之后，热清毒解，加用益气健脾之方，以增强人体的抵抗能力，"正气存内，邪不可干"。通过调整机体的抵抗力，达到有效控制感染的目的，发挥了中医药的独特优势。

医案十二：

高某，女，32岁，务农。

初诊：2018年4月5日。

主诉：双下肢水肿半年。

病史：患者半年前无明显诱因出现下肢水肿，伴有大量蛋白尿，在当地医院诊为"肾病综合征"，予以激素泼尼松60mg每日早晨顿服治疗，蛋白尿渐消失，激素也逐渐减量，目前已减至每天10mg，但患者激素副作用突出，就诊时可见"满月脸、水牛背、围裙腹"非常明显。诉腹部及大腿内侧有紫纹，全身困重乏力，口淡乏味，食欲减退，小便量少，色黄不畅。舌质暗淡，苔白滑，脉象细弱。

中医诊断：水肿；辨证属湿邪郁积，脉络瘀阻。

治法：行气解郁，活血祛湿。

方药：苍术10g、白术10g、茯苓30g、法半夏10g、陈皮12g、炒神曲12g、炒麦芽12g、薏苡仁30g、香附10g、郁金30g、柴胡10g、枳壳12g、桃仁10g、红花10g、丹参30g、川芎10g、车前子15g、白茅根30g、乌药10g。28剂，日1剂，水煎服3次。

二诊：2018年5月5日。身困重着减轻，纳食增加，小便较前通畅。上方去乌药、炒神曲、炒麦芽，加黄芪30g、当归15g、猪苓20g，60剂。

三诊：2018年7月3日。激素面容减，皮肤紫纹渐消，尿常规正常，激素顺利撤减完毕。

按语：此例患者系激素后期，机体免疫机能低下，脾的运化功能减退，升降功能失常，气机不能调畅，气血亏虚瘀阻，湿邪久瘀而成。盖湿邪重着，湿郁血滞，故全身困重乏力，湿邪困阻中焦，脾的运化失职，故胃纳减退，湿邪壅遏可见满月脸、水牛背、围裙腹之征，湿郁络阻，故见皮肤紫纹之印，湿遏下焦，膀胱气化不利，则小便色黄不畅。故遣方越鞠丸加减，旨在行气解郁，调畅气机，疏其气血，健脾燥湿，化瘀通络。全方俾使气机畅、升降复、湿邪祛、血脉活，湿郁络阻之症方可祛除。

医案十三：

方某，男，33岁，个体户。

初诊：2019年8月21日。

主诉：乏力、纳差伴皮肤紫暗2月余。

病史：患者因患"肾病综合征"服用激素约半年，目前已经减至泼尼松每天4粒，诉近2个月出现不适症状，神疲乏力，纳少呕恶，尿少水肿，就诊时症见面色萎黄晦滞，肌肤瘀点或瘀斑，色素沉着，嘴唇暗紫。舌质暗，苔浊腻，脉沉细弱，察舌下静脉瘀紫。

中医诊断：水肿；辨证属瘀水互结。

治法：疏理气机，和胃降浊，化瘀利水。

方药：柴胡10g、枳实10g、白芍10g、郁金15g、香附10g、川芎10g、茯苓20g、法半夏10g、制大黄10g、陈皮10g、甘草6g。5剂，日1剂，水煎服3次。

二诊：2019年8月26日。腑通气顺，呕恶止。遂调整方药，拟行气化瘀，活血利水法。方药：桂枝10g、茯苓30g、丹参30g、桃仁10g、红花6g、益母草 30g、泽兰 15g、丹皮 10g、赤芍 15g、川牛膝 10g、猪苓 15g、泽泻 20g、防己 20g、车前子 10g、黄芪 30g、甘草 6g，60 剂，水煎服。

三诊：2019 年 10 月 25 日。上方调治 2 月余，面色好转，肌肤润泽，瘀点消失，水肿消退，精神恢复，纳食可，二便正常。

按语：此例患者由于长期应用激素后功能低下，代谢紊乱，气血瘀滞，血液循环受阻，升降功能失常，故出现面色萎黄晦滞，肌肤瘀点，色素沉着，尿少足肿，纳差呕恶等症。舌脉均为瘀水互结之征。首诊拟柴胡、枳实、白芍、郁金、香附、川芎等疏理气机，使气机调畅，法半夏、制大黄、陈皮、甘草等降浊通便，和胃止呕，达到气顺腑通，呕恶停止的目的。而后采用泽兰、丹参、益母草、川牛膝、川芎等活血化瘀，猪苓、茯苓、泽泻、车前子等利水消肿，黄芪、桂枝益气温通，助其化瘀行水之力，全方有补有泄，补泄结合，收到化瘀行水之效。

医案十四：

王某，女，68 岁，退休职工。

初诊：2018 年 3 月 11 日。

主诉：颜面及下肢水肿 3 年，加重 2 个月。

病史：患者颜面及下肢水肿已 3 年，时轻时重，经某医院诊断为"肾病综合征"。服中西药无效，近 2 个月来水肿加剧，下肢尤甚，几乎难以行走，由其女搀扶前来就诊，诊时见患者面目一身悉肿，按之凹陷不起，下肢尤甚，面色㿠白虚浮，眼睑难以开启，两眼如线状。肚腹肿胀如鼓，自觉胀满小便不利，大便艰涩难下。诊其两脉沉迟涩滞，关尺脉虚微若无，舌胖嫩质淡，舌苔白腻滑润，一身关节沉重，动则作痛。

中医诊断：水肿；辨证属脾肾阳虚，真元大伤。

治法：温肾利水。

方药：制附片 12g、桂枝 12g、炒白术 15g、茯苓 30g、陈皮 10g、干姜 10g、白芍 12g、淫羊藿 12g、杜仲 12g、怀牛膝 20g、车前子 20g、猪苓 20g、泽泻 20g、冬瓜皮 30g、丹参 30g、益母草 20g、当归 15g、黄芪 30g。14 剂，日 1 剂，水煎服 3 次。

二诊：2018 年 3 月 25 日。患者自述服上方后，尿量逐渐增多，水肿渐消，人感轻松舒适，精神日增，饮食知味，能自己行走。脉象沉缓濡滑，按之较前有力，舌苔滑腻之像已减，此为三焦畅通之象，益火之源以消阴翳，仍以前法继进，温阳益气，崇土制水。

三诊：2018 年 4 月 22 日。服药 4 周，水肿全消，面色渐转红润，精神日增，饮食睡眠均佳，二便如常，行动自如，能协助家人干些轻活，脉沉缓濡滑，舌苔白润，寒湿虽去恐其复来，仍以补肾养血粉巩固治疗半年，身体日渐强健，水肿未再反复。

按语：此例患者为阴水，源于阳气衰微，阴寒内盛，闭阻脉络，气血不得流通，三焦不得通畅，水湿无由泄越，溢于肌肤而为水肿。仲景云：病痰饮者当以温药和之。概指此言。其症水肿按之没指，陷而不起，肌肤四肢沉重发凉。时时畏寒，口淡不渴，舌胖质嫩，苔白水滑，脉象沉微，按之无力。治当以温阳为先，使阳气振奋，则寒湿自去。王柏枝老师方用制附片、干姜、淫羊藿、杜仲等温阳散寒，同时加入五苓散、冬瓜皮温阳利水，考虑患者病史较长，寒凝血瘀，故加入丹参、益母草、当归、黄芪补气活血。配服"补肾养血粉"加强温阳补肾活血之功。药证相合，则势如破竹，水肿速消，疗效显著。特别指出的是在此方中加入一味白芍，起到敛阴和营的作用，使温阳而不伤阴，可谓是画龙点睛之笔。

医案十五：

陈某，男，18 岁，学生。

初诊：2018 年 5 月 18 日。

主诉：水肿反复发作 4 年。

病史：患者 2014 年无明显诱因出现双下肢水肿，在当地医院诊治，诊断为"肾病综合征"。用泼尼松治疗，但每次减量至 5mg/d 时就出现反弹，水肿复发，尿蛋白上升，血白蛋白下降，此次是第 5 次反跳。诊时症见形体偏胖，面色无华，形寒肢冷，腰膝酸软，神疲乏力，肢肿腹满，纳差便溏，小便量少，泡沫多，咽喉黏滞不舒，舌淡胖边有齿痕，苔白腻，脉濡细。尿常规：尿蛋白（+++）；肝功能及血脂：白蛋白 22g/L，血总胆固醇 8.2mmol/L；肾功能正常。

中医诊断：水肿；辨证属脾阳虚衰，水湿泛滥。

治法：温脾利水。

方药：肉桂 5g、制附片 12g、干姜 10g、砂仁 10g、广木香 10g、厚朴 10g、草果仁 10g、茯苓 30g、猪苓 20g、大腹皮 20g、炒白术 15g、泽泻 20g、车前子 20g、陈皮 10g、桑白皮 15g、当归 15g、川芎 12g、丹参 30g、益母草 20g、黄芪 50g。14 剂，日 1 剂，水煎服 3 次。

二诊：2018 年 6 月 1 日。尿量增加，腹满有减，大便成形。上方续服。

三诊：2018 年 6 月 15 日。续服半个月，纳食增加，腰膝酸软好转，肢肿腹满减。尿常规：尿蛋白（++）。上方续服。

四诊：2018 年 8 月 14 日。上方调治 3 月余，尿蛋白（+），血白蛋白升至 39.6g/L，血总胆固醇降至 5.6mmol/L。仍守上方续服 30 剂，每 2 天 1 剂。

五诊：2018 年 11 月 15 日。调治半年，诸症悉平，尿蛋白（-）。

按语：本例患者是肾病综合征激素依赖型，每于激素减量过程中复发，王柏枝老师认为此因患者在治疗过程中使用大剂量激素导致肾上腺皮质功能抑制，而出现脾阳受损的一系列症状，如面色无华，形寒肢冷，肢肿腹满，纳差便溏等，王柏枝老师此方重在温补脾阳，化湿利水，其中制附片、肉桂温补脾阳，黄芪重用大补脾气，干姜、砂仁、木香、厚朴、茯苓之属温胃行气，芳香化湿，同时用猪苓、大腹皮、白术、车前子、陈皮、桑白皮等利水渗湿，考虑阳虚寒凝，湿浊内阻，必有血瘀，故在方中加丹参、益母草、当归、川芎活血行气，利水化浊。全方配合使脾阳得复，脾胃运化功能恢复，水湿得化，同时脾之统血功能正常，使水谷精微不再溢出脉外，蛋白尿也逐渐消退，终至痊愈。

医案十六：

方某，男，36 岁，企业职工。

初诊：2018 年 9 月 3 日。

主诉：双下肢水肿半年。

病史：患者半年前无明显诱因出现下肢水肿，于湖北省中医院诊为"肾病综合征"，应用泼尼松治疗半年，目前处于激素治疗后期，泼尼松 10mg 每日清晨顿服，自觉非常疲倦乏力，形寒肢冷，面色㿠白虚浮，下肢肿甚，腰膝酸软，尿少便溏。舌体淡胖，边有齿印，苔薄白，脉象沉细。

中医诊断：水肿；辨证属脾肾亏虚，元阳不足。

治法：温补脾肾，固涩精血。

方药：制附片 12g、肉桂 5g、淫羊藿 12g、仙茅 12g、补骨脂 10g、鹿角胶 10g、菟丝子 15g、枸杞 15g、熟地 15g、山药 15g、山茱萸 15g、当归 15g、川芎 12g、炙黄芪 50g、炒白术 15g、陈皮 10g、莲子 10g、芡实 30g、金樱子 30g。14 剂，日 1 剂，水煎服 3 次。

二诊：2018 年 9 月 17 日，服上方两周，小便量增加，便溏好转，下肢水肿消退。守上方加干姜 10g、猪苓 15g，60 剂，日 1 剂，水煎服 3 次。配服"肾复康片"。

三诊：2018 年 11 月 16 日。经上方汤、片调治约 3 个月，肢肿基本消退，余症平。

按语：此例患者系长期应用激素治疗后，引起肾上腺皮质功能减退，出现一派肾阳亏虚的临床表现，肾为阳气之根，人体水液的气化输布主要由肾阳的推动来完成。若阳气亏虚，温煦失职，水液气化失常，则出现畏寒肢冷，腰以下水肿或肢肿，肾阳虚不能温煦脾土则便溏，故温阳利水是其大法。王柏枝老师方中制附片、肉桂、补骨脂、仙茅、淫羊藿、鹿角胶等温肾补阳，以助化气行水。温补肾阳，也能温煦脾土以助脾的健运。枸杞、熟地、山药、山茱萸滋补肾阴，"善补阳者，必于阴中求阳"，用黄芪、炒白术、陈皮、莲子、芡实、金樱子等健脾摄精，抑制蛋白流失，同时加入适量当归、川芎养血活血，使之全方补而不滞。大量临床实践证明，温补肾阳具有肾上腺皮质样作用，能起到防止肾上腺萎缩，促进肾上腺的增生作用，还能阻止撤减激素后所引起的"反跳"。

医案十七：

卢某，男，38 岁，公司职员。

初诊：2016 年 5 月 12 日。

主诉：颜面及下肢水肿 3 年。

病史：患者 3 年前出现颜面及下肢水肿，在他院诊为"肾病综合征"，迭经中西医治疗，效果不佳。来诊时症见颜面及四肢水肿，头晕，面色㿠白，精神不振，气短乏力，少气懒言，胃纳欠佳，食后作胀，大便微溏，小便短小，腰酸膝软，舌淡胖有齿痕，苔白腻，脉沉细。血压：150/80mmHg。生化检查：血红蛋白112g/L，血总胆固醇 8.6mmol/L，三酰甘油 5.2mmol/L，血白蛋白 28g/L，肾功能正常。尿常规：尿蛋白（+++），隐血（+-）。24h 尿蛋白定量：4.56g。

中医诊断：水肿；辨证属脾肾两虚，封藏失职，脉络受损。

治法：健脾补肾，固统精血。

方药：黄芪 50g、太子参 15g、炒白术 15g、陈皮 10g、当归 15g、川芎 15g、丹参 30g、淫羊藿 15g、巴戟天 12g、补骨脂 10g、菟丝子 15g、枸杞 15g、熟地15g、山药 15g、山茱萸 20g、莲子 10g、芡实 30g、金樱子 30g。14 剂，日 1 剂，水煎服 3 次。

二诊：2016 年 5 月 26 日。服药两周，尿量增多，水肿渐消，纳食增加，精神好转，原方加益母草 30g，30 剂。

三诊：2016 年 6 月 25 日。患者水肿尽消，精神好转，纳食可，大便成形，日 1 次，腰酸减轻。复查尿蛋白（+），24h 尿蛋白定量 0.56g。

按语：水肿为病，中医多责之于肺、脾、肾三脏功能失调，此例患者主要是脾肾功能受损，脾失健运，生化乏源，故面色无华，少气懒言，精神萎靡，脾虚不能运化水湿，肾虚气化不力故见颜面及四肢水肿，脾气虚弱，运化失健，也致食少纳呆，大便溏薄，肾气不足，可致腰酸膝软，行走无力。舌淡苔白腻有齿痕，脉沉细为脾肾气虚之像。王柏枝老师拟方，以黄芪、太子参、炒白术、山药补脾益气，陈皮、莲子、芡实、金樱子健脾理气，收敛固涩，淫羊藿、补骨脂、菟丝子、枸杞、熟地、山茱萸滋补肾气，同时考虑久病必瘀，加入当归、川芎、丹参行气活血，全方合力，使脾气得运，肾气能复，气血得活，自能使水液生化正常，蛋白不再外漏，水肿自消。

3. 尿酸性肾病

医案一：

张某，男，48 岁，工人。

初诊：2023 年 2 月 17 日。

主诉：右跖趾关节反复疼痛 4 年余。

病史：患者 4 年前因饮酒后出现右跖趾关节红肿疼痛，未予重视，近 1 年来发作频繁。

刻下症：右跖趾关节间断疼痛，发作时局部皮温稍高，偶有腰困、小腹憋胀不适，眠差，小便多泡沫，夜尿多，3～4 次 / 晚。舌暗红、苔白腻微黄，脉沉弦。肾功能：血肌酐 138μmol/L，血尿酸 490μmol/L。尿常规：尿蛋白（＋），隐血（＋）。

中医诊断：痛风肾病；辨证属脾肾亏虚，湿浊瘀阻。

治法：益肾祛湿，通利泄浊。

方药：肉桂 5g、淫羊藿 12g、杜仲 15g、怀牛膝 20g、车前子 20g、萆薢 30g、石韦 20g、土茯苓 30g、滑石 30g、地龙 15g、莪术 15g、赤芍 15g、葛根 15g、独活 12g、防风 12g、防己 20g、苍术 10g、薏苡仁 30g、木瓜 12g。7 剂，日 1 剂，水煎分 3 次服。

二诊：2023 年 2 月 26 日，患者右跖趾关节疼痛减轻，尿中泡沫，守上方加黄芪 30g，14 剂。

三诊：2023 年 3 月 12 日，患者痛风未发作，大便日行 2 次，小便可，复查血肌酐 101μmol/L，血尿酸 416μmol/L。改用降酸丸（见附录验方 5，下同）巩固治疗。

按语：尿酸性肾病是由于人体内嘌呤代谢异常而使体内尿酸代谢紊乱，导致高尿酸血症，肾脏积聚过多尿酸及其盐类物质而引起的肾损害。其临床表现主要有关节红肿热痛、屈伸不利、发热等肾外表现以及腰酸、腰痛、乏力、夜尿增多、低比重尿、蛋白尿、血尿、尿结石、水肿、高血压等肾内表现，属于中医学"痹证""腰痛""尿血""肾痹""虚劳"等范畴。该患者为中年男性，痛风日久，尿酸沉积，脏腑受损，脾肾亏虚，脾虚失运，肾气亏虚，气化功能失常，水液代谢不利，清阳不升，浊阴不降，浊毒不能排出体外而发病。其涉及脏腑主要为脾肾，湿浊血瘀为主要病理产物，损伤肾之阴阳，导致肾损伤或肾衰竭。王柏枝老师认为治疗当以益肾祛湿，通利泄浊为主要治疗方法。方中萆薢、土茯苓、薏苡仁、苍术、石韦祛湿泄浊，清除血尿酸沉积；地龙、莪术、赤芍化瘀通络，推动血尿酸排泄；杜仲、牛膝、车前补肾益气，促进肾的水液代谢；葛根既可升举清阳，亦可解痉止痛；独活、防风、防己、木瓜祛风胜湿止痛；肾阳虚衰时，寒湿之邪更易侵入人体引起关节痛，故用肉桂、淫羊藿温补肾阳，合利湿药物增强利湿止痛之功。二诊时，患者关节疼痛改善，尿中泡沫仍多，加用黄芪 30g 以益气固表减少尿蛋白。三诊时患者病情稳定好转，改用降酸丸巩固治疗。

医案二：

周某，女，56 岁，工人。

初诊：2023 年 3 月 6 日。

主诉：足趾、踝关节间断疼痛 10 年。

病史：患者近 10 年足趾、踝关节间断红肿疼痛，外院查血尿酸升高，诊断为高尿酸血症，平日不规律使用降尿酸及非甾体类止痛药物。2022 年 6 月发现肾功能不全，查血尿酸 560μmol/L，血清肌酐 180μmol/L，B 超示双肾缩小。

刻下症：足趾疼痛，腰酸乏力，无胸闷气喘，水肿不显，面色萎黄，胃纳一般，双肾区叩击痛（-），尿少，大便调，舌淡红见散在瘀点，苔黄，脉细。

中医诊断：痛风肾病；辨证属脾肾亏虚，湿浊淤阻。

治法：益肾祛湿，通利泄浊。

方药：肉桂 5g、淫羊藿 12g、杜仲 15g、怀牛膝 20g、车前子 20g、萆薢 30g、石韦 20g、土茯苓 30g、滑石 30g、地龙 15g、莪术 15g、赤芍 15g、葛根 15g、独活 12g、防风 12g、防己 20g、苍术 10g、薏苡仁 30g、木瓜 12g。7 剂，日 1 剂，水煎分 3 次服。

二诊：2023 年 3 月 13 日，患者诉足趾疼痛减轻，腰酸乏力好转，纳眠可，复查血肌酐 170μmol/L，血尿酸 450μmol/L，考虑浊毒未尽，上方加酒大黄 10g，14 剂。

三诊：2023 年 3 月 27 日，患者无明显肢体疼痛，腰酸乏力明显好转，大便稍稀，舌脉同前。此时治疗以补肾清利，巩固善后为主，前方去肉桂、淫羊藿、滑石、地龙、莪术，加用黄芪 20g、白术 12g，14 剂。

四诊：2023 年 4 月 17 日，患者未诉特殊不适，纳眠食欲均可，继续守前方以巩固疗效。

按语：尿酸性肾病是因血尿酸产生过多或排泄减少，使尿酸盐沉积肾脏组织引起的病变，若沉积在关节，复感受外邪，风寒湿流注经络关节，气血运行受阻，而为"痹证"，即所谓痛风。若进一步病邪发展，由经络侵入脏腑，导致脏腑产生病变，如各种"淋证"；若正气虚损，脾肾亏虚，可演变成"肾劳"等重症。该患者痛风长达 10 年，概因平素饮食肥甘厚腻之品，中焦水液停聚，痰浊、瘀血停滞关节经络，病久浊毒郁结，清阳不升，浊阴不降，王柏枝老师治疗时以急则治其标，标本兼治，予以益肾祛湿，通利泄浊方剂。二诊时，患者复查血肌酐、血尿酸仍高，考虑浊毒未尽，加用酒大黄合土茯苓等加强通腑泄浊排毒之功。三诊时，患者诸症改善，后期以调补脾肾治疗为主以安善后。四诊患者病情稳定，巩固治疗。

医案三：

肖某，女，46岁，务农。

初诊：2022年12月5日。

主诉：左足外踝疼痛3天。

病史：患者3天前夜晚出现左足外踝肿痛，固定不移，疼痛难忍，遇寒加重，局部要加盖厚膝垫保暖，不能屈伸，活动受限。

刻下症：行动不利，搀扶入诊室，表情痛苦，左足外踝疼痛，伴腰酸困重。舌淡暗，苔白腻，脉濡。辅助检查：血尿酸592μmol/L，血肌酐96μmol/L，尿蛋白（+-）。

中医诊断：痛风肾病，辨证属寒湿侵袭，气血痹阻。

治法：祛风胜湿，散寒止痛。

方药：制川乌9g、炙麻黄5g、狗脊20g、桑寄生20g、羌活12g、独活12g、防风12g、秦艽12g、木瓜12g、黄芪30g、当归15g、赤芍10g、川芎12g、制没药10g、全蝎10g、白芍30g、甘草10g。5剂，日1剂，水煎分3次服。

二诊：2022年12月11日，服用上方5剂后，患者肿痛减轻，屈伸不利较前缓解，加淫羊藿、杜仲各10g，14剂。

三诊：2022年12月26日，患者诸症改善，自觉气力恢复，复查血尿酸408μmol/L，血肌酐80μmol/L。思当药证相合，守方不变，继服14剂。

按语：该患者肢体关节疼痛，痛有定处，遇寒加重，关节屈伸不利，此为寒痹之特点。寒为阴邪，其性凝滞，故痛有定处，局部怕冷。风、寒、湿邪相搏，阻滞经络骨节，不通则痛，变天则剧。治以散寒止痛为主，佐以祛风除湿。王柏枝老师使用乌头汤方加减，方出自《金匮要略》卷上。具有温经散寒，除湿宣痹之功效。主治寒湿痹阻关节证，骨节冷痛，屈伸不利，舌苔白润，脉沉弦或沉紧。或治脚气疼痛，不可屈伸因伤于寒湿者。本方证乃因寒湿之邪痹阻关节所致。寒湿之邪痹阻关节，气血运行阻滞，故关节疼痛剧烈，屈伸活动不利。方中乌头味辛苦，性热，有毒，其力猛气锐，内达外散，能升能降，通经络，利关节，其温经散寒，除湿止痛，凡凝寒痼冷皆能开之通之；麻黄辛微苦而温，入肺、膀胱经，其性轻扬上达，善开肺郁、散风寒、疏腠理、透毛窍，其宣散透表，以祛寒湿。二者配伍，同气相求，药力专宏，外能透表通阳达邪，内可透发凝结之寒邪，外攘内安，痹痛自无。芍药宣痹行血，并配甘草以缓急止痛；黄芪益气固卫，助麻黄、乌头温经止痛，亦制麻黄过散之性；狗脊、桑寄生补肾强骨；羌活祛风通络走上焦，独活祛风胜湿善走下焦，两药合用祛一身之风寒湿邪；秦艽、防风祛风湿止痹痛；木瓜舒筋活络；当归、赤芍、川芎活血通络；全蝎、没药通络散结止痛。

医案四：

朱某，男性，68岁，退休。

初诊：2022年12月18日。

主诉：踝关节、足趾间断疼痛2年。

病史：患者痛风性关节炎2年，以右侧踝关节肿痛为主，常因天气变化或食海鲜而诱发，遇冷加重，夜间疼痛发作，彻夜难眠。以消炎止痛药治疗可缓解一时。近日发作服药未能缓解，伴肩背疼痛，遂转中医诊治。

刻下症：右侧外踝关节肿痛，步履艰难，舌淡、苔白厚腻，脉弦紧。辅助检查：血尿酸538μmol/L，血肌酐97μmol/L，尿蛋白（+-），尿隐血（+）。

中医诊断：痛风肾病；辨证属寒湿侵袭，气血痹阻。

治法：祛风胜湿，散寒止痛。

方药：制川乌9g、炙麻黄5g、桂枝12g、淫羊藿15g、狗脊20g、桑寄生20g、羌活12g、独活12g、防风12g、秦艽12g、木瓜12g、黄芪30g、当归15g、赤芍10g、川芎12g、制没药10g、全蝎10g、白芍30g、甘草10g、姜黄10g。7剂，日1剂，水煎分3次服。

二诊:2022年12月25日，患者踝关节肿痛消失，可自行行走，腰背酸楚，纳眠尚可，二便尚可。舌淡，苔白，脉弦。中药前方加牛膝15g、杜仲15g，14剂。

三诊：2023 年 1 月 15 日，患者未诉关节不适，腰酸好转，复查尿常规正常，血尿酸 425μmol/L，续服前方 14 剂。

按语：该老年患者，正气虚弱，阳气卫外不固，气候湿冷，风寒湿邪乘虚而入，侵袭机体关节，血行不畅，瘀阻不通，不通则痛，治以散寒止痛、祛风除湿为主，以乌头汤加减。王柏枝老师认为，若患者合并上肢及肩背疼痛，加用姜黄活血止痛，正如戴原礼《要诀》云："片子姜黄能入手臂治痛，其兼理血中之气可知。"本案中，患者服用上方关节疼痛好转。二诊时，患者诸症好转，药已中的，合并腰酸，王柏枝老师考虑患者年老兼久病肝肾不足，加用牛膝、杜仲加强补益肝肾，强壮筋骨之功效，以固先天。三诊药后诸症悉平，守方调理以巩固疗效，随访未复发。

医案五：

刘某，男，41 岁，临时工。

初诊：2023 年 4 月 16 日。

主诉：右足第一跖趾关节及右足踝关节疼痛 1 周。

病史：患者于 1 周前出现右足第一跖趾关节及右足踝关节疼痛，局部红肿，低热，表情痛苦，肢体重着，腰酸腰痛。患者素有血尿酸升高病史，但未引起重视。此次门诊查血尿酸 590μmol/L，血肌酐 109μmol/L，舌质红，苔黄稍腻，脉缓。

中医诊断：痛风肾病；辨证属风湿内扰，筋脉痹阻。

治法：祛风除湿，通络止痛。

方药：炒薏苡仁 30g、炒苍术 12g、炙麻黄 5g、桂枝 10g、羌活 12g、独活 12g、防风 12g、木瓜 15g、威灵仙 30g、茯苓 20g、泽泻 30g、杜仲 15g、怀牛膝 20g、当归 15g、川芎 15g、制没药 10g、全蝎 10g、甘草 10g、知母 10g、金银花 10g、连翘 10g。7 剂，日 1 剂，水煎分 3 次服。

二诊：2023 年 4 月 23 日，患者足部红肿明显好转，未再发热，舌红苔薄黄，脉缓，前方去知母、金银花、连翘，14 剂。

三诊：2023 年 5 月 7 日，患者关节痛、肢体重着明显好转，复查血尿酸 438μmol/L，继服上方以巩固疗效。

按语：痹证根据其致病邪气不同，分为行痹、痛痹、着痹、热痹等，其中因湿邪甚者为着痹。湿为阴邪，黏腻重着，若阻遏肢体关节则肢体关节肿痛重着，痛点固定不移；痹证日久不愈，气血津液运行不畅则血脉瘀阻，筋脉失养，则肢体麻木不仁，活动受限；腰为肾府，湿邪留滞，故腰酸困重，转侧受限。方以祛风除湿，通络止痛为治法，以薏苡仁汤加减化裁而成。方中薏苡仁、苍术健脾利湿燥湿；苍术配防风、羌活、独活祛风胜湿，解一身之痹痛；麻黄、桂枝温经散寒止痛；当归、川芎、全蝎、威灵仙养血活血、通络止痛，有"治风先治血，血行风自灭"之意；怀牛膝、杜仲、泽泻强腰祛湿；甘草和中，制没药活血止痛。该患者合并低热、足部局部红肿热痛，加用知母清热凉血，二花、连翘清热解毒，散结消肿。患者服用上方后，肿痛均止，血尿酸下降，继续巩固服用，未再发作。

医案六：

张某，男，55 岁，务农。

初诊：2023 年 2 月 19 日。

主诉：手指、脚趾关节间断疼痛 5 年。

病史：近 5 年手指、足趾小关节间断肿痛，以夜间为剧，每于劳累、频频饮酒、进食肥甘厚味后发作。昨日因饮酒后再发右手食指中节及左足趾内侧肿痛，夜间剧，伴麻木感，腰酸困重，肢体重着，转侧受阻。纳眠不佳，大便偏稀。辅助检查示血尿酸 620μmol/L。舌苔白腻，脉濡缓。

中医诊断：痛风肾病；辨证属风湿内扰，筋脉痹阻。

治法：祛风除湿，通络止痛。

方药：炒薏苡仁 30g、炒苍术 12g、炙麻黄 5g、桂枝 10g、羌活 12g、独活 12g、防风 12g、木瓜 15g、威灵仙 30g、茯苓 20g、泽泻 30g、杜仲 15g、怀牛膝 20g、当归 15g、川芎 15g、制没药 10g、全蝎 10g、甘草 10g。7 剂，日 1 剂，水煎分3次服。

二诊：2023年2月26日，患者肿痛止，腰重体困明显减轻，但患处仍有轻度红肿，复查血尿酸440μmol/L，守上方，加赤芍15g、丹皮15g，7剂。

三诊：2023年3月12日，患者患处红肿疼痛好转，纳可，睡眠一般，前方加百合15g，14剂。

四诊：2023年3月26日，患者一般情况可，继服药半个月。

按语：该患者喜食膏粱厚味醇酒等，酿成湿热，且湿性重浊，易阻滞经络、关节，故关节疼痛或肿痛，重者难以举步。治疗以祛风除湿，通络止痛，方中独活、牛膝祛风湿，补肝肾，引药下行；苍术苦温燥湿，薏苡仁清热利湿，麻黄、桂枝温经散寒；羌活、独活祛风胜湿，解一身之痹痛；当归、川芎、全蝎活血通络；木瓜、威灵仙祛风除湿，通络止痛；茯苓、泽泻祛湿泄浊，有清除血尿酸之意。二诊时，患者患处仍有皮肤红肿热痛，舌苔黄稍腻，遂加用丹皮、赤芍凉血活血散瘀；三诊时，患者睡眠不佳，加用百合益气养阴，宁心安神。

4. 糖尿病肾病

医案一：

刘某，男，58岁，务农。

初诊：2022年8月1日。

主诉：乏力口干10年，小便多泡沫1年。

病史：患者诉2型糖尿病史10年，1年前出现小便泡沫增多，双下肢间断水肿，多次查24h尿蛋白定量波动于1.5～2g，血肌酐未见升高，平素服用降糖、降压等药物治疗。

刻下症：口干，乏力，小便泡沫，双下肢水肿，腰膝酸软，食纳可，夜寐可，大便调。舌暗红，苔腻，脉细涩。

中医诊断：消渴肾病；辨证属气阴两虚。

治法：益气养阴，补肾涩精。

方药：糖尿肾方（见附录验方6）加减。黄芪30g、山药30g、地骨皮20g、天花粉12g、生地15g、赤芍15g、丹参30g、葛根15g、麦冬12g、黄精20g、枸杞20g、山茱萸15g、五味子10g、玉竹20g、莲子15g。7剂，日1剂，水煎分3次服。

二诊：2022年8月8日，患者诉口干、乏力减轻，腰膝酸软减轻，双下肢仍有水肿，小便多泡沫。舌暗红，苔腻，脉细涩。考虑患者病史较长，顽固蛋白尿，双下肢水肿，守上方，加茯苓皮20g、猪苓10g、金樱子20g、芡实20g，7剂。

三诊：2022年8月15日，患者水肿乏力减轻，仍感口干，食欲一般，前方中去茯苓皮、猪苓，加百合10g，7剂。

四诊：2022年8月29日，患者口干、乏力等症好转，时感腹胀，前方加苏叶10g、陈皮10g，14剂。

五诊：2022年9月18日，患者尿中泡沫减少，口干乏力改善，复查尿蛋白（＋），肾功能稳定，尿量约1500ml，续四诊方继续口服。

按语：糖尿病肾病是一种由糖尿病引起的慢性肾脏病，发病机制复杂，临床特征为持续性蛋白尿排泄增加和（或）肾小球滤过率进行性下降，最终发展为终末期肾脏疾病。中医古籍中虽并无与糖尿病肾病相对应的病名记载，但《圣济总录》中对"消肾"的阐述，如"消肾，小便白浊如凝脂，形体羸弱""消渴病久肾气受伤，肾主水，肾气虚衰，气化失常，开阖不利，能为水肿"等，近代医家将其命名为"消渴肾病"。该名患者消渴病史多年，未规律治疗，气阴亏虚，津不上承，肢体失养故见口干、乏力；久病及肾，久病入络，肾气亏虚，肾络瘀阻，固涩失权，精微下泄，故见小便多泡沫、蛋白尿；肾络瘀阻，血不利则为水，肾主水失司，膀胱气化不利，水湿内停，故见双下肢水肿。王柏枝老师治疗以益气养阴、补肾涩精、活血利水为主。首先以黄芪、山药补气生津；生地、地骨皮、麦冬、五味子、天花粉滋阴生津；丹参、赤芍活血化瘀；山茱萸合生地滋补肝肾；枸杞、黄精补肾固精；葛根配伍丹参相互促进，活血化瘀，祛瘀生新，有降低血糖之功效。全方紧扣消渴病肾病肾气亏虚、肾络瘀阻的基础病机，药精力专，直达病所；益气补肾为主，肾气足则五脏得养，元气渐复；活血利水为辅，使补而不滞，邪气去而正气可渐复。二诊时，患者仍有水肿及蛋白尿，加用金樱子、芡实等加强固肾涩精，茯苓皮、猪苓利水渗湿。三诊时，患者水肿改善，仍觉口干，恐利水之品伤阴，故去茯苓皮、猪苓，加用百合联合天花粉等育阴之品滋养肺胃之阴。

医案二：

杜某，女，61岁，退休。

初诊：2022年6月5日。

主诉：乏力、多饮、消瘦6年伴双下肢水肿半年。

病史：患者2型糖尿病6年，予口服二甲双胍、阿卡波糖控制血糖，血糖控制欠佳。半年来无明显诱因出现双下肢水肿，乏力较前加重，查尿常规：尿蛋白（++）；24h尿蛋白定量1.2g；肝肾功能正常范围。

刻下症：双下肢轻度水肿，尿中泡沫多，乏力明显，口渴欲冷饮，舌淡，边有齿痕，苔薄白，脉沉细无力。

中医诊断：消渴肾病；辨证属气阴两虚。

治法：益气养阴，补肾涩精。

方药：黄芪30g、山药30g、地骨皮20g、天花粉12g、生地15g、赤芍15g、丹参30g、葛根15g、麦冬12g、黄精20g、枸杞20g、山茱萸15g、当归10g、五味子10g、玉竹20g。7剂，日1剂，水煎分3次服。

二诊：2022年6月12日，患者乏力较前减轻，双下肢轻度水肿，仍感口干，守上方，加百合10g、石斛10g，7剂。

三诊：2022年6月26日，乏力、口干等症状明显减轻，下肢基本不肿，尿中泡沫较前减少。守上方继服14剂。

四诊：2022年7月10日，患者乏力、水肿、口渴等消失，纳眠改善，尿蛋白（+），血糖平稳，继服前方以巩固疗效，定期随诊。

按语: 消渴肾病是消渴病的主要并发症之一, 中医认为消渴肾病是由于消渴日久, 气阴两虚, 津液不化, 浊毒内生, 损伤五脏, 穷必及肾, 日久损伤肾络, 导致肾气亏虚, 不能固护精微, 水湿泛溢肌肤, 而见尿浊、水肿等, 终致关格。该患者病程 10 年, 气阴久亏, 气虚致化湿、运血无力, 阴亏津少、无水行舟, 共致湿瘀内生, 因虚致实, 法当补虚以泻实;《医学入门·消渴》中谓:"治渴, 初宜养肺降心, 久则滋肾养脾。盖本在肾, 标在肺, 肾暖则气上升则肺润, 肾冷则气不升而肺焦, 故肾气丸为消渴良方也。然心肾皆通乎脾, 养脾则津液自生, 参苓白术散是也。"王柏枝老师认为消渴肾病多以脾肾气阴两虚为本, 湿瘀互结为标, 故方用参芪地黄汤益气养阴, 补中有泻、祛湿以安正; 合用活血化湿之品, 祛邪以扶正。气阴复、水湿祛、瘀滞通, 则诸症消。

5. 慢性肾衰竭

在慢性肾衰竭治疗过程中, 王柏枝老师在继承先师李丹初教授学术经验的基础上, 抓住"湿、毒、瘀、虚"的根本特点, 拟定了"补虚泄实"法,"补虚"即健脾补肾, 益气养血(补肾养血粉);"泄实"即解毒祛湿, 化瘀泄浊(肾毒清胶囊), 二药合用, 攻补兼施, 用以治疗慢性肾衰竭, 可延缓生命进程(见附录验方2, 下同), 收到满意的效果。

医案一:

刘某, 男, 38 岁, 工人。

初诊: 2018 年 8 月 14 日。

主诉: 发现蛋白尿 2 年余。

病史: 患者诉 2016 年体检发现蛋白尿, 未引起重视。2018 年 7 月扁桃体化脓, 恶寒发热, 咽喉肿痛, 在某医院住院, 检查发现血肌酐 738μmol/L, 诊断为"慢性肾功能衰竭", 拟行动静脉内瘘术准备透析治疗, 但因经济条件限制不愿透析, 前来湖北省中医院就诊。症见面色萎黄, 神疲体倦, 肢软乏力, 恶心欲吐, 脘胀纳呆, 口中黏腻, 大便秘结, 小便量少, 有泡沫, 舌淡, 苔腻, 舌边有齿痕,脉沉细。尿常规：尿蛋白（++），白细胞（+-）；血常规：血红蛋白76g/L，红细胞 3×10^{12}/L；肾功能：血肌酐789μmol/L。

中医诊断：慢性肾衰；辨证属脾阳虚弱、浊邪阻滞。

治法：温脾泄浊。

方药：生大黄10g、枳实10g、厚朴10g、制附片10g、干姜10g、炙甘草6g、姜半夏10g、茯苓20g、陈皮10g、川芎10g，5剂，日1剂，水煎分3次服。

二诊：2018年8月21日，服上方后，大便已通，脘胀减轻，恶心缓解。守上方，去生大黄、枳实、厚朴，加藿香10g、丁香3g、砂仁10g、黄芪30g、党参10g、炒白术10g，14剂。

三诊：2018年9月11日，服上方14剂，口中黏腻减，纳食增加，精神好转，尿蛋白（+），配服肾毒清胶囊。

四诊：3个月后复查，尿常规：尿蛋白（+），白细胞（+-）；血常规：血红蛋白89g/L；肾功能：血肌酐降至455μmol/L，继服上方，配服肾毒清胶囊。

五诊：调理半年，至2019年3月底无明显不适，纳可，二便调，精神可，已上班工作，复查肾功能：血肌酐238μmol/L。停用汤药，仅以补肾养血粉和肾毒清胶囊继续治疗。

按语：此例患者由于脾阳虚弱，运化无权，升降失职，清气不升，浊阴不降，则腑气不通，故脘胀纳呆，大便秘结；肠道失去温运，浊邪上逆，遂恶心欲吐，口中黏腻不舒。因此，首拟温运脾阳、通腑泄浊法。方中生大黄通腑泄浊，配枳实、厚朴理气通腑，助大黄泄浊降逆；制附片、干姜温阳散寒，暖运肠道，利大黄通泄，达到去"性"存"用"，避免伤脾阳之目的。而后加藿香、丁香、砂仁芳化湿浊，醒脾开胃。收效后配服补肾养血粉和肾毒清胶囊健脾补肾，益气养血固其本，祛湿化瘀，解毒降浊攻其邪，攻补兼施，标本同治，调理年余，收到了较为满意的效果。

医案二：

张某，男，56岁，务农。

初诊：2021年5月10日。

主诉：颜面及双下肢水肿1年余。

病史：患者1年前发现颜面、肢体轻度水肿，纳少乏力，未予治疗。半年前下肢水肿加重，遂到当地医院检查，尿常规异常，肾功能提示血肌酐升高，具体值不详。当地医治半年，病情逐渐加重，前来就诊。症见面色萎黄晦滞，下肢水肿，形寒肢冷，腰膝酸软，纳少腹胀，口淡乏味，大便溏薄，夜尿频多。舌淡体胖、边有齿痕，苔白腻，脉沉细。尿常规：尿蛋白（+++），血常规：血红蛋白72g/L，肝肾功能检查：总蛋白65g/L，白蛋白35g/L，血肌酐608μmol/L。

中医诊断：慢性肾衰；辨证属脾肾阳虚、浊毒瘀滞。

治法：温补脾肾，活血利水。

方药：制附片10g、肉桂3g、补骨脂10g、干姜6g、党参10g、焦术10g、茯苓30g、泽泻10g、车前子20g、广香10g、砂仁10g、陈皮12g、大腹皮10g、当归10g、川芎10g。7剂，日1剂，水煎分3次服，配服肾毒清胶囊。

二诊：2021年5月17日，服药1周，肢肿渐退，腹胀减轻，纳食增加，大便实。守上方加黄芪30g，14剂，配服肾毒清胶囊。

三诊：2021年5月31日，服上方后，颜面肢体水肿消退，纳食佳，畏寒肢冷及精神好转。尿常规：尿蛋白（++）。守上方加鹿角胶10g，28剂，配服肾毒清胶囊。

四诊：2021年6月28日，病情明显好转，精神恢复。尿常规：尿蛋白（+），血常规：血红蛋白升至105g/L，血肌酐降至233μmol/L，后守方用至2023年1月复诊，血肌酐降至186μmol/L，继续随访无明显不适，停用汤药，予补肾养血粉和肾毒清胶囊继续治疗。

按语：慢性肾衰竭归属于中医"肾衰病""关格""肾劳""溺毒"等范畴。因肾主藏精为先天之本，若肾精匮乏，则五脏六腑俱损。肾阳亏虚不能温煦脾土，脾失健运，水湿潴留，浊毒瘀阻，终致脾肾日渐衰败之危象。临床上需始终抓住脾肾亏虚为辨证的关键，采取扶正固本、攻补兼施、标本同治之法，但需把握"急则治标、缓则治本"的原则。"补虚泄实"法是符合上述认识和解决其矛盾的主要法则，采用补肾元、健脾胃、益气血，以期肾气充实，肾精充足，脾胃健运，生化有源，改善和保护肾功能以治其根本；配合化湿毒、消水肿、祛瘀浊之品，荡涤肠道，祛除浊邪，加快有毒物的排泄，减少有害物质的重吸收以治其邪实。本病例因脾肾阳虚，肢体失于温煦，故形寒肢冷，腰膝酸冷；肾阳虚不能温煦脾土，脾阳虚不能腐熟水谷，清浊不分，水谷不化，故纳少腹胀，大便溏薄；脾为后天之本，后天不足，生化乏源，则面色萎黄或晦滞，精神疲乏。故以温补脾肾、活血利水法治疗，配补肾养血粉和肾毒清胶囊补虚泄实，药证合拍，患者肾功能和临床诸症均改善。

医案三：

江某，男，46岁，务农。

初诊：2018年10月14日。

主诉：乏力、纳差2年，加重2个月。

病史：患者自2016年始感乏力、恶心纳差、腰酸肢软，未予重视及诊治。2018年8月加重，在某三甲医院住院检查，诊断为"尿毒症"，因不愿透析来门诊求治。症见下肢水肿，乏力，纳少，时有恶心欲呕，大便稀溏，小便短少，两侧腰胀，舌质暗，苔白浊厚腻，脉细涩。尿常规：尿蛋白（＋）；血常规：血红蛋白72g/L；肾功能：尿素氮35.8mmol/L，血肌酐870μmol/L。

中医诊断：慢性肾衰；辨证属脾肾衰败、浊瘀内阻。

治法：补肾健脾，化瘀降浊。

方药：黄芪30g、太子参15g、山药15g、白术12g、茯苓15g、陈皮12g、菟丝子15g、枸杞15g、巴戟天15g、补骨脂15g、姜半夏15g、枳壳12g、干姜6g、砂仁6g、丹参30g、益母草30g、薏苡仁30g、炙甘草6g。14剂，日1剂，水煎分 3 次服，配服补肾养血粉和肾毒清胶囊。

二诊：2018 年 10 月 29 日，肢体水肿消退，纳食增加，小便量增多。守上方加制何首乌 12g、炒白芍 12g，14 剂，配服补肾养血粉和肾毒清胶囊。

三诊：上方服至 2018 年 12 月 24 日，复查肾功能，尿素氮降至 16.6 mmol/L，血肌酐降至 334μmmol/L。饮食增加，精神好转。继守上方巩固调理。

按语：此病例病史 2 年，久病迁延不愈，致脾肾衰败，浊瘀内阻。肾主骨，腰为肾之府，肾虚则腰酸胀；脾主肌肉四肢，脾虚气弱则感肢软乏力；肾虚水无所主而妄行，脾虚土不制水而反克，以致水肿、小便短少；脾主升清，胃主降浊，今脾虚清气不升，浊气上逆，胃失和降，则恶心、纳差、便溏；病程日久，气虚行血无力而血瘀，故舌质暗红，脉细涩。苔白厚腻乃脾虚不运，浊邪内郁之象。因此采用补肾健脾、化瘀降浊之法。其中黄芪、太子参、山药、白术、茯苓、薏苡仁、陈皮益气健脾利湿，枸杞、菟丝子、巴戟天、补骨脂温阳补肾，姜半夏配干姜、茯苓、陈皮、枳壳、砂仁理气化湿降浊，丹参、益母草活血化瘀利水。二诊时加何首乌、白芍养血生血。此例获效，在于温补脾肾，化瘀降浊。此方温而不燥，腻而不滞，阴阳互根，化瘀降浊，又养血生血，使湿邪除，浊毒解，病情好转。

医案四：

祝某，女，48 岁，工人。

初诊：2019 年 3 月 17 日。

主诉：尿频、尿急反复发作 3 年余，肢体水肿半年。

病史：患者诉尿频、尿急反复发作 3 年余，伴恶心、水肿半年。就诊时症见面色晦滞，双下肢水肿，畏寒肢冷，腰膝酸软，时感恶心呕吐，口中有尿臭味，神疲乏力，纳食差，上腹胀满，大便溏薄，小便频短。舌质淡，舌体胖大，苔白腻，脉沉细弱。尿常规：尿蛋白（＋），白细胞（＋）；血常规：血红蛋白 48g/L；肾功能：血尿素氮 22.8mmol/L，血肌酐 609.9μmol/L，二氧化碳结合力 20.3mmol/L。

中医诊断：慢性肾衰；辨证属脾肾亏虚、水湿内停。

治法：化气行水、和胃降逆。

方药：竹茹 12g、枳实 12g、茯苓 30g、姜半夏 15g、陈皮 12g、炙甘草 6g、干姜 10g、砂仁 10g、猪苓 15g、泽泻 10g、车前子 10g、桂枝 10g。5 剂，日 1 剂，水煎分 3 次服，配服肾毒清胶囊。

二诊：2019 年 3 月 24 日，呕吐减，尿频、尿急缓解，水肿稍减轻。拟益肾健脾兼化气行水标本同治法。方药：制附片 10g、干姜 10g、菟丝子 12g、桂枝 10g、茯苓 30g、白术 10g、猪苓 15g、泽泻 10g、车前子 10g、厚朴 10g、大腹皮 12g、益母草 20g。14 剂，配服补肾养血粉和肾毒清胶囊。

三诊：2019 年 4 月 21 日，药用月余，水肿渐退，腹胀减轻，纳食增加，畏寒、腰酸减轻，精神好转，大便实。复查尿蛋白（－）；血红蛋白上升至 68g/L。继用上方 28 剂，配服补肾养血粉和肾毒清胶囊。

四诊：2019 年 7 月 19 日，守二诊方用 3 月余，诉精神恢复，水肿消退，二便畅。尿常规：正常；血常规：血红蛋白 103g/L，血肌酐降至 238μmol/L。续服补肾养血粉和肾毒清胶囊。

按语：此例慢性肾衰竭患者因脾肾亏虚，水湿内停，胃失和降，出现恶心呕吐之症，故首诊急则治其标，投以温胆汤合五苓散化气行水、和胃降逆，配合肾毒清胶囊解毒祛湿、化瘀泄浊。待水湿之邪稍缓后即同调其本，虚实同治，以益肾健脾兼化气行水，加用补肾养血粉健脾补肾、益气养血，收效甚好。由此提示施治时需注意标本缓急，虚实错杂，方能得心应手，切中要害。

医案五：

肖某，男，63 岁。

初诊：2012 年 10 月 15 日。

主诉：颜面、肢体水肿 2 年余。

病史：患者诉 2 年前发现颜面、肢体水肿，伴恶心欲呕，尿量减少，当地医院间断治疗，症状时有反复。现症见面色晦暗，面肢水肿，时有恶心，纳差，口中有尿味,腰酸肢软,皮肤瘙痒,小便量少,大便稀溏。舌质淡暗,苔浊腻,脉弦细无力。尿常规:尿蛋白(++);血常规:血红蛋白83g/L;肾功能:尿素氮22.4mmol/L,血肌酐438.6μmol/L,二氧化碳结合力15.4mmol/L。

中医诊断:慢性肾衰;辨证属脾肾亏虚、湿浊瘀阻。

治法:益肾健脾,化瘀降浊。

方药:黄芪20g、山药20g、茯苓20g、陈皮12g、姜半夏15g、佩兰12g、薏苡仁30g、枸杞子15g、菟丝子15g、丹参30g、益母草30g、制何首乌12g,12剂,每日1剂,水煎服,分3次饭后服,配服补肾养血粉和肾毒清胶囊。

二诊:2012年10月29日,服上方12剂,口中尿臭味减轻,恶心感消失,小便增多,肢体水肿减轻,浊苔减退。守上方去佩兰,加地肤子30g、赤白芍各12g、巴戟天10g,28剂,每2日1剂,配服补肾养血粉和肾毒清胶囊。

三诊:2012年12月23日,患者纳食增加,大便日3次,成形便,眼睑稍肿,皮肤瘙痒。守上方去地肤子,加熟地12g、当归10g、僵蚕10g、全虫10g,56剂,水煎服,每2日1剂,配服补肾养血粉和肾毒清胶囊。

四诊:2013年4月10日,皮肤瘙痒明显减轻,颜面及肢体均不肿,精神明显好转。查血常规:血红蛋白92g/L;肾功能:尿素氮14.8mmol/L,血肌酐286μmmol/L。守上方继服。

五诊:上方调理至2013年8月11日,患者诸症均缓解,未诉明显不适,血肌酐下降至128μmol/L。继续服用补肾养血粉和肾毒清胶囊。

按语:本例乃本虚标实、虚实夹杂之证,脾肾阳虚为本,湿浊瘀阻为标。肾主骨,腰为肾之府,肾虚则腰酸肢软;脾为气血生化之源,脾虚血少则面色晦暗;血虚生风则皮肤瘙痒;阳气不足,气化不利,肾虚水无所主而妄行,脾虚土不制水而反克以至水肿尿少;脾主升清,胃主降浊,脾虚清气不升,浊气上逆,胃失和降,则恶心、纳差、便溏、口中有尿味;病久必瘀,瘀血阻滞,故舌暗。因此益肾健脾固其本,活血化瘀通其络,解毒化湿降其浊。其中黄芪、山药、茯苓、薏苡仁益气健脾利湿,枸杞、菟丝子、何首乌补肝肾、养精血,姜半夏、陈皮、佩兰燥湿和胃，理气降浊，丹参、益母草活血利水，配合补肾养血粉和肾毒清胶囊补肾养血、化瘀泄浊。此病例首拟化湿和胃降浊治其标实，使口中尿味减轻，恶心止，苔浊减，而后补虚泻实，解毒化瘀，标本兼治，使患者病情逐步好转。

医案六：

温某，男，42岁。

初诊：2015年9月18日。

主诉：面肢水肿3年余。

病史：患者诉3年前始感眼睑及双下肢水肿，在当地及武汉市三甲医院检查肾功能，提示血肌酐212µmol/L，诊断为"慢性肾炎、慢性肾衰竭"间断治疗。今来诊时症见颜面水肿，双下肢水肿，面色少华，心悸气短，腰酸肢软，神疲乏力，纳食差，口干咽燥，大便干结，尿量减少。舌质淡红，苔薄黄少津，脉弦细微数。查尿常规：尿蛋白（++），红细胞少许；血常规：血红蛋白80g/L；肾功能：尿素氮14.2mmol/L，血肌酐386µmol/L。

中医诊断：慢性肾衰；辨证属气阴两虚。

治法：益气养阴。

方药：桑椹15g、枸杞20g、女贞子15g、旱莲草15g、生熟地各12g、山药20g、山茱萸12g、茯苓20g、泽泻15g、丹皮12g、太子参15g、黄芪20g、五味子10g、玄参12g、麦冬10g，21剂，日1剂，水煎分3次服，配服补肾养血粉和肾毒清胶囊。

二诊：2015年10月11日，服上方21剂，面肢水肿减轻，口干咽燥明显缓解，纳食好转，大便质软。守上方去玄参、麦冬、旱莲草，加何首乌12g、白芍12g、菟丝子15g，28剂，水煎服，配服补肾养血粉和肾毒清胶囊。

三诊：2015年11月11日，服药1个月，精神及面色较前明显好转，腰酸肢软减轻，肢体不肿，大小便通畅。复查尿常规：尿蛋白（+）；血常规：血红蛋白95g/L；肾功能：尿素氮13.5mmol/L，血肌酐186µmol/L，继续服用补肾养血粉和肾毒清胶囊。

按语：本例病史 3 年，久病多虚，四诊合参乃气阴两虚所致。气虚主要责之于脾肾，阴虚主要责之于肾。脾虚失运，水湿内停，肾虚水无所主而妄行，以至面肢水肿、尿少；肾阴亏虚不能滋养，则口干咽燥，腰酸肢软，大便干结；脾虚血少则面色无华、心悸气短，运化不及则纳谷不香。脉弦细微数、舌淡苔薄黄少津乃气阴不足之象。治疗以参芪地黄汤加减以健脾补肾，益气养阴。其中桑椹、枸杞、女贞子、旱莲草、熟地、山茱萸补肝肾、养精血，生地、玄参、麦冬养阴生津，黄芪、太子参、山药、茯苓、泽泻益气健脾利湿，丹皮凉血，全方共奏健脾补肾、益气养阴之功，配合补肾养血粉和肾毒清胶囊补肾养血、化瘀泄浊。

医案七：

杨某，女，52 岁。

初诊：2016 年 5 月 3 日。

主诉：颜面及双下肢间断性水肿近 3 年。

病史：患者诉 3 年来颜面及双下肢间断水肿，就诊前在某三甲医院检查尿常规：尿蛋白（+++），隐血（++），白细胞少许；血常规：血红蛋白 89g/L；肾功能：尿素氮 12.5mmol/L，血肌酐 278μmol/L，院外间断治疗，病情缓解不明显。今来湖北省中医院就诊，症见面色萎黄，面浮肢肿，活动后心慌、气短，感疲乏无力，时有恶心，纳食差，大便稀溏，小便量少。舌质淡红，苔白腻，脉细弱。

中医诊断：慢性肾衰；辨证属气血亏虚、脾虚湿浊。

治法：益气养血、和胃降浊。

方药：竹茹 12g、炒枳实 12g、茯苓 20g、姜半夏 15g、陈皮 12g、党参 12g、炒白术 10g、黄芪 30g、当归 10g、炒白芍 12g、山药 20g、薏苡仁 30g、巴戟天 15g、枸杞 15g。15 剂，水煎每日 1 剂，分 2 次服，配服补肾养血粉和肾毒清胶囊。

二诊：2016 年 5 月 20 日，服上方 15 剂，颜面肢体水肿减退，无恶心，纳食增加，大便成形。守上方去竹茹、枳实、薏苡仁，加熟地 12g、山茱萸 12g、何首乌 12g，28 剂，水煎内服，配服补肾养血粉和肾毒清胶囊。

三诊：2016 年 6 月 22 日，水肿消失，纳谷增加，精神明显好转，面色转润。复查尿常规：尿蛋白（＋），红细胞（＋）；血常规：血红蛋白 101g/L；肾功能：尿素氮 8.7mmol/L，血肌酐 142.7μmol/L，配服补肾养血粉和肾毒清胶囊。

按语：本例乃气血亏虚，脾虚湿浊所致。脾主肌肉四肢，为气血生化之源，脾虚不运致气虚血少，则面色萎黄无华，神疲乏力；血虚心失所养则心慌气短；脾主运化水液，脾虚则水液运化失司，泛溢肌肤，故见面肢水肿，小便短少；脾主升清、胃主降浊，脾虚则清气不升，浊阴不降，故恶心纳差，大便溏薄。舌淡苔腻脉细弱为气血亏损、脾虚湿浊之象。治疗首拟六君子汤合温胆汤加减以益气健脾，和胃降浊，使患者胃气得复，纳谷得健，则气血生化有源。其后在健脾益气的基础上，加用滋补精血之品，共奏益气生血、健脾化浊之功，全程配服补肾养血粉和肾毒清胶囊补肾养血、化瘀泄浊。

医案八：

兰某，男，62 岁。

初诊：2018 年 10 月 16 日。

主诉：发现蛋白尿、血尿 10 余年，恶心呕吐半个月。

病史：患者 10 余年前发现蛋白尿、血尿，未予重视。半个月前出现恶心呕吐，曾在武汉某医院就诊，诊断为"慢性肾功能衰竭尿毒症期"，建议血液透析治疗，患者拒绝。前来湖北省中医院求诊，症见面色晦滞，时有恶心欲呕，感口苦口干，口中有尿臭味，心烦，夜寐差，周身疲倦乏力，腹胀满，纳食差，小便量少，大便干结，舌质淡暗，苔黄腻，脉滑数。尿常规：尿蛋白（＋＋），隐血（＋＋）；血常规：血红蛋白 72g/L，红细胞 2.5×10^{12}/L；肾功能：尿素氮 25.6mmol/L，血肌酐 689μmol/L，二氧化碳结合力 17.5mmol/L。

中医诊断：慢性肾衰；辨证为湿热中阻、浊邪犯胃。

治法：清热化湿和胃。

方药：黄连 6g、姜半夏 10g、陈皮 10g、茯苓 20g、甘草 6g、竹茹 12g、枳实 10g、柴胡 10g、赤芍 10g、败酱草 30g、连翘 10g、瓜蒌仁 20g、桃仁 10g、车前子 10g、白茅根 30g。7 剂，水煎每日 1 剂，分 3 次服。

二诊：2018 年 10 月 23 日，服上方后，呕吐止，大便已畅，小便量增加，口苦、口干减轻，舌苔薄腻。守上方，去败酱草、连翘、瓜蒌仁、桃仁，加麦冬、夜交藤、川芎，再服 7 剂。

三诊：2018 年 10 月 30 日，诉心烦少寐好转，口中仍有尿味。患者不方便服用汤药，改用补肾养血粉和肾毒清胶囊治疗。

四诊：2019 年 1 月 30 日，服药 3 月余，纳食增加，精神好转，口中无氨味。复查尿常规：尿蛋白在 + ～ +− 之间波动；血常规：血红蛋白升至 88g/L；肾功能：尿素氮降至 18.3 mmol/L，血肌酐降至 312μmol/L。服药有效，守方续服。

五诊：2019 年 9 月来院复查，尿常规：尿蛋白（＋）；血常规：血红蛋白 108g/L；肾功能：血肌酐降至 205μmol/L。诉症情稳定，纳食正常，已能做家务，患者感到非常满意。

按语：此例慢性肾衰竭患者，临床表现为湿热中阻、浊邪犯胃证。拟清热化湿、和胃降逆，以黄连温胆汤加减调治，药证相合，收效甚好。但其病本在脾肾亏虚，邪实为浊毒郁滞，必须标本兼顾，虚实同治，攻补兼施，扶正固本，故始终坚持运用"补肾养血粉"与"肾毒清胶囊"合治，方收其效。值得注意的是，"补肾养血粉"需根据病情的演变、阴阳气血的盛衰和其转化的偏向，随症加减；"肾毒清胶囊"中的生大黄可依据患者病情的变化，调整剂量或改为熟大黄服用，适可而止。

6. 尿路感染

医案一：

柯某，女，28 岁，学生。

初诊：2022 年 6 月 30 日。

主诉：小便频数短涩、灼热刺痛 2 天。

病史：患者 2 天前吃烧烤及熬夜后出现小便频数短涩、灼热刺痛，少腹拘急胀痛，口中黏腻，纳可，平素喜食肥甘厚味，夜寐尚安，大便秘结。至湖北省中医院门诊诊治，症见如上，舌质红，苔黄腻，脉滑数。尿常规：白细胞酶（+++），尿蛋白（+-），镜检白细胞 2 700 个 /μL；尿微量白蛋白：120mg/L。

中医诊断：热淋；辨证属湿热下注。

治法：清热利湿通淋。

方药："芙蓉尿感清"加减（见附录验方 7，下同）。芙蓉花 30g、忍冬藤 30g、连翘 15g、蒲公英 20g、紫花地丁 15g、萹蓄 20g、木通 9g、滑石 30g、通草 6g、黄柏 15g、丹皮 10g、车前子 15g、泽泻 15g、白茅根 30g、乌药 10g、甘草 6g，4 剂，日 1 剂，水煎服 3 次，嘱患者大量饮水，清淡饮食。

二诊：2022 年 7 月 4 日。服上方 4 剂，小便频数短涩、灼热刺痛明显减轻，少腹拘急胀痛消失，小便黄，稍浑浊，口干欲饮，大便干，舌质红，苔黄腻，脉滑数。尿常规：白细胞酶（+），镜检白细胞 30 个 /μL。在原方基础上，加萆薢 15g、石菖蒲 10g。7 剂，日 1 剂，水煎服 3 次，仍嘱患者大量饮水。

三诊：2022 年 7 月 11 日。患者诉小便频数短涩、灼热刺痛消失，尿畅，口干减轻，大便调，舌红，苔薄黄，脉滑。尿常规：白细胞酶（+-），镜检白细胞 10 个 /μL。在二诊方基础上去地丁、木通、泽泻、乌药，7 剂。

四诊：2022 年 7 月 18 日。药后诸症蠲除，纳可，小便正常，大便调，舌红，苔薄黄，脉滑。尿常规：阴性；尿微量白蛋白：13mg/L，正常。守三诊方续服 7 剂，停药。后随访 3 个月，未再复发。

按语：《景岳全书·淋浊》云，"淋之初病，则无不由乎热剧。"此患者形体壮硕，平素喜食肥甘厚味，舌质红，苔黄腻，脉滑数，是以膀胱湿热为主的实证，治疗时应"实以清利湿热"，运用苦寒之品祛邪于初，但肾乃至阴之脏，苦寒之剂也需谨慎使用，不可过于清利，必须同时顾护肾气。为此，王柏枝老师结合多年临床经验，自拟"芙蓉尿感清"清泄下焦湿热，利湿通淋，凉血解毒。方中重用芙蓉花、忍冬藤，这两味药是王柏枝老师十分推崇的治淋药物。芙蓉花清热通淋、解毒凉血为君药，忍冬藤、连翘、蒲公英、紫花地丁助其清热解毒之力，萹蓄、黄柏、车前草、通草等利湿通淋，白茅根清热凉血，导热外出，滑石与生甘草配伍为六一散，擅长利湿，因急性尿路感染好发于夏季，六一散利湿同时还可清解暑气，乌药行气通瘀。全方共奏清利湿热、解毒通淋之功，实为治疗尿路感染的验方。

二诊时，患者湿热之象减轻，伴见小便稍浑浊，故加萆薢、菖蒲取"萆薢分清饮"之意，以清利湿热、分清泌浊。三诊时，小便频数短涩、灼热刺痛消失，口干减轻，大便调，舌红，苔薄黄，脉滑。王柏枝老师认为清利湿热太过易伤阴，故去泽泻、地丁、木通，并去乌药，以兼顾阴液。四诊时，虽诸症蠲除，但据舌象仍有余邪，故继予7剂以祛除余邪，巩固疗效。后随访未再复发。此类医案临床上多见，王柏枝老师辨证真切灵活，自拟"芙蓉尿感清"疗效确切，值得推广。

医案二：

曾某，女，49岁，职员。

初诊：2020年9月12日。

主诉：尿频、尿急、尿痛伴肉眼血尿1周。

病史：患者1周前劳累憋尿后出现尿频、尿急、尿痛，尿色呈浓茶色，腰酸腰痛如折，无头晕头痛，无恶寒发热，大便干结，两日未行，夜尿3～4次，舌质红，苔薄黄微腻，脉弦细。患者平素腰酸膝软，五心烦热。尿常规：白细胞酶（+++），白细胞1 350个/μL，隐血（++），红细胞计数874个/μL，尿蛋白（-）；尿培养：大肠埃希菌。

中医诊断：血淋；辨证属湿热下注膀胱，灼伤血络。

治法：清热利湿，通淋止血。

方药：验方"芙蓉尿感清"加减。芙蓉花30g、忍冬藤30g、连翘15g、蒲公英20g、紫花地丁15g、萹蓄20g、木通9g、滑石30g、通草6g、黄柏15g、丹皮

10g、车前子 15g、泽泻 15g、白茅根 30g、杜仲 15g、川牛膝 20g、乌药 10g、甘草 6g、炒栀子 15g、茜草 15g、小蓟 15g、大蓟 30g、仙鹤草 30g，7 剂，日 1 剂，水煎服 3 次。嘱忌食辛辣香燥、油腻炙烤之品，戒烟酒，畅情志，起居有常，劳逸适度。

二诊：2020 年 9 月 20 日。患者诉小便灼热疼痛感减轻，尿常规：白细胞酶（+），白细胞 330 个 /μL，隐血（+-），红细胞计数 74 个 /μL，尿蛋白（-）。上方继服 7 剂，煎服法同前。

三诊：2020 年 9 月 27 日。患者诉小便色清，排尿无不适，查尿常规正常。

患者诸症已平，嘱服知柏地黄丸 2 个月滋阴清热。随访 1 年，未再复发。

按语：此患者既有小便频数短涩、尿色深红、痛引腰腹等膀胱湿盛热甚的表现，又有腰膝酸软、五心烦热等肾阴亏虚的表现，故其病性为虚实夹杂，当前急性期以湿热为主，病机为膀胱湿热，灼伤脉络，迫血妄行，发为血淋，王柏枝老师先投以清热凉血之品截断病势，去湿热之源头，再施以滋阴清热之品巩固疗效。首方以芙蓉尿感清加减，方中芙蓉花、忍冬藤、连翘、蒲公英、地丁、黄柏清热解毒，萹蓄、木通、滑石、通草、泽泻、川牛膝、车前子利尿通淋，茜草、仙鹤草、大蓟、小蓟、白茅根凉血止血，乌药虽性味辛温，但其行气止痛之力显著，可改善因膀胱气化不全引起的小腹拘急胀痛、尿频、尿痛症状。诸药配伍，共奏清热解毒、凉血止血之功。继用知柏地黄丸滋阴降火，方中知母、黄柏清热泻火，熟地黄滋阴补肾、填精益髓，山茱萸补益肝肾，山药健脾补肺益肾精，平补三焦，泽泻渗湿泄热降浊，通利小便，丹皮性辛寒，善于清透阴分伏热，退虚热，茯苓渗水利湿。诸药配合，具有滋阴清热之功效。

医案三：

刘某，女，33 岁，职员。

初诊：2019 年 8 月 7 日。

主诉：发热寒战 3 天，尿频尿痛 2 天。

病史：患者发热寒战伴呕吐 3 天，尿频、尿痛 2 天，自服治疗感冒的中、西药无效。诊见：发热、寒战、呕恶频作，头痛，尿频、尿急，下腹痛，舌红，苔滑腻，脉弦数。体检：体温 38.9℃，腹软，膀胱区压痛，双侧肾区叩击痛，脊肋角压痛。血常规：白细胞 $16.2 \times 10^9/L$，中性粒细胞 78%；尿常规：白细胞酶（+++），白细胞 1 527 个 /μL，隐血（+++），尿蛋白（+）。

中医诊断：淋证；辨证属湿热之邪郁于少阳。

治法：和解少阳，清热利湿。

方药：蒿芩清胆汤合芙蓉尿感清加减。青蒿 10g、黄芩 15g、陈皮 9g、法半夏 9g、枳壳 6g、竹茹 12g、芙蓉花 30g、忍冬藤 30g、连翘 15g、蒲公英 20g、紫花地丁 15g、萹蓄 20g、木通 9g、滑石 30g、通草 6g、黄柏 15g、牡丹皮 10g、泽泻 15g、白茅根 30g、车前子 15g，3 剂，日 1 剂，水煎服 3 次，联合氨苄西林静脉滴注。嘱多饮水，清淡饮食。

二诊：2019 年 8 月 10 日。服 3 剂后，热退至 37℃，寒战消失，呕吐缓解，尿频尿痛好转，大便干结，舌红苔腻较前减轻，脉弦。尿常规：白细胞酶（++），白细胞 630 个 /μL，隐血（+），尿蛋白（-）。上方去青蒿、黄芩、竹茹，加酒大黄 5g，继服 7 剂。

三诊：2019 年 8 月 17 日。患者无恶寒、发热、呕吐，尿频好转，无明显尿痛，大便通畅，舌稍红，苔薄黄微腻，脉弦。尿常规：白细胞酶（+），白细胞 130 个 /μL，隐血（-），尿蛋白（-）。中药改用芙蓉尿感清，继服 7 剂后复查尿常规正常。

按语：临床上治疗热淋常以清热利水通淋之剂，但对全身症状如发热、寒战、呕吐、腰腹疼痛等改善不明显。若初起即见全身症状，实为邪郁少阳，属半表半里之证，治以和解之剂。蒿芩清胆汤原为少阳湿热痰浊证而设，专治胆经湿热者。热淋伴见全身症状者多与蒿芩清胆汤证相符，王柏枝老师以发热、寒战、呕吐、舌红、苔腻等症状为运用本方之辨证要点，再加验方芙蓉尿感清等利湿通淋之品治之，获满意疗效。蒿芩清胆汤中青蒿、黄芩共为君药，青蒿辛苦寒，而气味芳香，化湿辟秽，既可清透邪热，又可引邪外出，配合黄芩共祛半表半里之邪热；竹茹、陈皮、法半夏、枳壳辛开湿郁，畅达气机，配合芙蓉尿感清，使湿热之邪从小便出，诸症自解。

医案四：

喻某，男，57 岁，退休。

初诊：2022 年 8 月 10 日。

主诉：小腹胀满、排尿点滴而出 4 天。

病史：4 天前，患者突发尿点滴难出，伴腹胀腹痛日益加剧，尿痛、尿频，尿量减少，经西医抗感染治疗，导尿 4 天，未见明显好转，来湖北省中医院肾病科就诊。患者平素易激动，喜食辛辣，饮酒多年。既往有慢性前列腺炎病史，平素排尿不畅、尿等待较明显。

刻下症：小腹胀满疼痛，尿频、尿急、灼热疼痛，排尿不畅，滴沥不尽，会阴部胀痛，口苦，大便干结，2 天未解。查体：小腹膨隆，拒按。舌质红，边有瘀点，舌下络脉瘀曲，舌苔黄厚腻，脉弦滑数。尿常规：白细胞酶（+++），白细胞 655.5 个 /μL，隐血（+）。B 超：前列腺增生。

中医诊断：淋证；辨证属湿热内蕴，瘀血阻滞。

治法：清热利湿，活血行气。

方药：芙蓉花 30g、忍冬藤 30g、萹蓄 20g、木通 9g、滑石 30g、通草 6g、黄柏 15g、牡丹皮 10g、赤芍 20g、柴胡 12g、台乌药 12g、炮山甲 10g、土鳖虫 10g、黄芩 12g、泽泻 15g、车前子 15g、生大黄 10g（后下）、甘草 6g，5 剂，日 1 剂，水煎服 3 次。嘱忌食辛辣、醇酒，节情志。

二诊：2022 年 8 月 15 日。小腹胀痛消失，大便通畅，尿频、尿急、灼热疼痛减轻，尿细如线，滴沥不尽。复查尿常规：白细胞酶（++），白细胞 105.5 个 /μL，隐血（-）。上方去黄柏、生大黄，加三棱 10g、莪术 15g、酒制大黄 10g，7 剂。

三诊：2022 年 8 月 22 日。尿频、尿急、灼热疼痛明显减轻，仍尿细如线，滴沥不尽。加当归尾 15g、桂枝 15g，14 剂。

四诊：2022 年 9 月 5 日。尿频、尿急、尿灼热基本消失，排尿较前通畅。复查尿常规：白细胞酶（－），隐血（－）。继服三诊方药 14 剂，症状基本消失。随访 1 年未复发。

按：本案特点为本虚标实，虚实夹杂，以肾虚为本，湿热、气滞、血瘀为标，尤以血瘀最为突出，此亦为淋证迁延难愈的症结所在，临证时应注重活血化瘀，结合行气化湿通淋。王柏枝老师针对顽固性淋证患者，重视祛瘀，临证必看舌下络脉，以察其瘀阻程度。轻症常用湿瘀并治、热瘀同去之药，重症可如上症少量加用土鳖虫、炮山甲、三棱、莪术等破血之品，中病即止。

医案五：

邹某，女，49 岁，家庭主妇。

初诊：2019 年 3 月 15 日。

主诉：尿频尿急、少腹胀满 3 天。

病史：患者诉近 2 周来因家事不和，心情郁闷，心烦失眠，嗳气纳减；近 3 天突发少腹胀满，疼痛渐重，甚则难忍，拒按，尿道口酸胀、滞紧，小便不畅，淋漓不尽，大便不爽。今至湖北省中医院诊治，症见如上，舌质暗，苔薄白，脉沉弦。尿常规：白细胞酶（＋＋）。

中医诊断：气淋；辨证属气滞血瘀。

治法：行气活血，利尿通淋。

方药：五磨饮子合桃红四物汤加减。沉香 10g、乌药 10g、陈皮 10g、广木香 10g、柴胡 10g、当归 10g、川芎 10g、桃仁 10g、红花 10g、白芍 30g、甘草 10g、炒蒲黄 10g、五灵脂 10g、小茴香 10g、川牛膝 20g、萹蓄 20g、木通 9g、滑石 30g、车前子 15g，7 剂，日 1 剂，水煎服 3 次。嘱忌食辛辣、醇酒，节情志。

二诊：2019 年 3 月 25 日。服上方 7 剂，少腹胀痛缓解，小便滞涩感减轻，大便调畅。守上方，去沉香、木香、乌药、小茴香、炒蒲黄、五灵脂、萹蓄、滑石，7剂。

三诊：2019年4月1日。二便已调，郁闷缓解，纳食好转，诸羔消失。

按语：肝主疏泄，其脉循少腹，绕阴器，抵小腹。该患者情怀不舒，肝气郁结，或挟湿热，或挟瘀血，以致三焦气化不畅，水道通调受阻，泄不及州都，膀胱约利不能，则无以正常排泄，而尿频急、涩痛、淋漓不畅，且小便频急涩痛之症常随情志进退变化，治以行气活血，利尿通淋。方以五磨饮子解郁降气，桃红四物汤活血化瘀，加上利水通淋之品。方中沉香、木香辛香温通，调中止痛，乌药辛开温散，行气止痛，陈皮消食健胃，破除气滞，柴胡疏肝理气，以破血之品桃仁、红花活血化瘀，当归、芍药滋阴补肝、养血和营，川芎活血行气，调畅气血。佐以失笑散活血祛瘀，芍药甘草汤缓急止痛。联合清热利湿通淋之品萹蓄、木通、滑石、车前子、川牛膝，共奏行气活血、利尿通淋之效。

医案六：

安某，女，72岁，退休。

初诊：2020年4月11日。

主诉：间断尿频、尿淋漓不尽10余年，再发8个月。

病史：患者既往有慢性肾盂肾炎病史10余年，间断发作。近8个月来，尿频、尿淋漓不尽时作时止，伴头晕耳鸣，咽干燥热，时轻时重。就诊时见尿频、尿淋漓不尽，时有涩滞感，腰膝酸软，神疲乏力，头晕耳鸣，咽干舌燥，时感低热，纳食一般，大便干，舌红偏瘦、苔薄少津，脉弦细。尿常规：白细胞（＋），隐血（＋）。

中医诊断：劳淋；辨证属肾阴亏虚，湿热未尽。

治法：滋补肾阴，利湿通淋。

方药：知柏地黄丸合二至丸加减。知母10g、黄柏10g、生地15g、山药15g、山茱萸15g、泽泻10g、茯苓30g、丹皮10g、杜仲15g、怀牛膝20g、女贞子15g、旱莲草 30g、制何首乌 12g、当归 12g、白芍 12g、丹参 30g、滑石 30g、车前子 15g，14 剂，日 1 剂，水煎服 3 次。

二诊：2020 年 4 月 25 日。患者诉服药后，尿频较前明显好转，乏力、口干口渴、食欲改善，效不更方，继服原方 14 剂，煎服法同上。

三诊：2020 年 5 月 9 日。服药近 1 个月，患者神疲乏力、头晕耳鸣、咽干舌燥均有所改善，上方去滑石，服用 14 剂，煎服法同上。

四诊：2020 年 5 月 23 日。诸症有所缓解，稍感疲乏、偶有口干，舌质偏红，舌苔薄白，脉细。继服三诊方 1 个月，尿培养转阴。随访半年，未再复发。

按语：该患者淋证日久，反复发作，湿热之邪日久易伤肾阴，导致肾阴亏虚，相火妄动。知柏地黄丸出自《医宗金鉴》，是滋肾阴降虚火的主要方剂。凡淋证见肾阴亏虚，虚火内扰的症状，皆可在本方的基础上加减治疗。方中熟地黄滋阴补肾，益精填髓，为君药。山茱萸、山药补肾固精，益气养阴，而助熟地黄滋肾补阴；知母甘、寒、质润，清虚热、滋肾阴；黄柏苦、寒，泻虚火、坚真阴，《珍珠囊》："黄柏之用有六，泻膀胱龙火，一也；利小便结，二也；除下焦湿肿，三也；痢疾先见血，四也；脐中痛，五也；补肾不足，壮骨髓，六也。"配合熟地黄以滋阴降火，诸药合为臣药。茯苓健脾渗湿；泽泻利水清热；丹皮清热凉血，三药合用，补中有泻，补而不腻，共为佐药。肝肾同源，肾阴虚则肝木不得濡养，故在知柏地黄丸基础上加二至丸滋补肝肾，制何首乌、当归、白芍、丹参活血养血、柔肝敛阴，再配以滑石、车前子清利小便，共奏滋阴清热之功。

医案七：

余某，男，54 岁，出租车司机。

初诊：2022 年 12 月 7 日。

主诉：间断尿频、排尿不畅 6 年，再发 1 周。

病史：患者因长期开车久坐，6 年前开始出现小便频数，时感尿痛，小便点滴不尽，腰痛隐隐，偶可见洗肉水色小便，至当地医院就诊，查尿常规：白细胞酶

（+++），隐血（++），诊断为尿路感染，予抗生素（具体不详）静脉滴注治疗后，尿频、尿痛症状缓解，尿色转清。6年来患者尿频、尿急、尿痛症状时发时止，遇劳则发，休息后稍缓解，遂至湖北省中医院门诊求诊。症见尿频时作，点滴不尽，无尿痛、尿急，无肉眼血尿，面色㿠白，腰膝酸软，四肢乏力，困倦，少气懒言，神疲乏力，手足不温，畏冷喜热饮，大便溏稀，日行1～2次，纳食一般，食后腹胀，夜寐尚安。舌淡红，苔薄白微腻，舌边紫，舌下脉络深紫，脉沉细缓。

中医诊断：劳淋；辨证属脾肾阳虚，湿热未尽。

治法：补益脾肾，清利泄浊。

方药：肉桂5g、制附片12g（先煎1h）、补骨脂10g、干姜10g、砂仁10g、益智仁30g、山药20g、乌药10g、杜仲15g、猪苓20g、茯苓30g、滑石30g、车前子15g、炒白术15g、黄芪30g、陈皮10g，14剂，日1剂，水煎服3次。

二诊：2022年12月22日。尿频、小便淋漓症状明显改善，仍感腰背不适，稍活动后即腰酸乏力，神疲萎软，舌淡红，苔薄白，舌边紫，脉沉细缓。患者经治疗，湿热清解，正气尚存，原方减猪苓、滑石，14剂。

三诊：2023年1月5日。神疲乏力、手足不温改善，尿频、小便淋漓症状明显好转，原方肉桂减为3g，制附片5g，14剂。

四诊：2023年1月19日。上症较前进一步改善，上方去附片，继服14剂。之后尿频、尿急、尿痛未再发作，腰酸乏力症状较前明显好转，纳食可，二便调，夜寐安和。随访1年，未再复发。

按语：湿为阴邪，易伤阳气，寒凝湿留，湿蕴化热，共同构成了肾阳虚而膀胱热的矛盾表现。此类患者淋证反复发作，抗生素治疗无效甚至反复住院，临床上除膀胱刺激征外，还表现为畏寒怕冷、倦怠乏力、嗜睡、腰膝冷痛、手足不温、易便溏、夜尿频多以及男性性功能障碍或女性月经失调、难以受孕、带下病等。王柏枝老师善用附子、干姜、杜仲、补骨脂、益智仁、肉桂等温补肾阳，此类药物温补肾阳之余，亦起补益肾精、养肝明目、强筋壮骨、活血通经之效，亦不致温燥峻烈而耗气伤阴。根据阳虚的程度而选择药物和剂量，阳虚轻者平补肾阳，重者选用附子，从小剂量开始，逐渐加量。此外，王柏枝老师强调"善补阳者必于阴中求阳"，可用山药、黄精平补气阴，天花粉、知母等滋阴生津，山萸肉、白芍等酸甘化阴，以达阴阳互生互化之效。

医案八：

孟某，女，63岁，退休。

初诊：2023年4月13日。

主诉：反复尿频、尿急4年，加重1个月。

病史：患者近4年来反复发作尿频、尿急，劳累后加重，伴小腹坠胀不适，倦怠乏力，未予重视及特殊处理。近1个月，患者自觉尿频、尿急加重，小便短而无力，小腹坠胀明显，休息后无明显缓解，遂来就诊。患者50岁绝经。症见尿频、尿急，小便酸涩无力，小腹坠胀，腰酸，夜尿频多，3～5次/晚，大便尚可，舌淡，边有齿痕，苔白，脉沉细无力。尿常规检查未见明显异常。

中医诊断：淋证；辨证属肾虚，湿热未尽。

治法：补肾利湿。

方药：淫羊藿15g、巴戟天12g、杜仲15g、川牛膝20g、菟丝子15g、枸杞子15g、山药15g、山萸萸15g、当归10g、川芎10g、丹参30g、生牡蛎30g、芡实30g、滑石30g、木通9g、车前子15g、炒薏仁30g，中药7剂，日1剂，水煎服3次。

二诊：2023年4月20日。患者诉尿频、尿急、尿酸涩无力感及小腹坠胀、腰酸较前稍减轻，夜尿次数未减少，精神体力尚可，食欲欠佳，舌淡，苔白，脉沉细。尿常规检查未见明显异常。中药守上方加乌药、益智仁，取缩泉丸之意，14剂，继续治疗，煎服法同前。

三诊：2023年5月4日。患者上述排尿不适症状好转，夜尿3次/晚，精神饮食尚可。中药守上方14剂，继续治疗，煎服法同前。其后继续守上方巩固治疗2个月，随症加减，配合清淡饮食，患者未诉特殊不适。

按语：老年女性，肾气不足，气机不畅，水湿不化，蕴而生热，致膀胱气化失司，水道不利；二者相互影响，虚实夹杂，使疾病反复发作，迁延难愈。故初诊以补虚为主，补益中兼有清利，治以补肾利湿，方中淫羊藿、巴戟天、杜仲、川牛膝、菟丝子、枸杞子、山药、山茱萸阴阳双补，当归养血补肝，生牡蛎、芡实补肾固精，川芎、丹参活血化瘀，滑石、木通、车前子、炒薏仁清利下焦。二诊时，患者夜尿频多改善不明显，故加用缩泉丸改善尿频之症。虚证治疗，需谨守病机，效不更方，总疗程 3 月余，患者诸症大为减轻。诸药合用，则肾气得复，水湿得化，气血生化有源，不仅正虚得补，湿热之邪亦除，扶正而无"闭门留寇"之弊。

医案九：

王某，女，65岁，退休。

初诊：2021 年 8 月 11 日。

主诉：间断尿频、尿痛 5 年余，加重 2 天。

病史：患者 5 年前出现尿频、尿急、尿痛，伴有小便灼热，于某省级医院就诊，诊断为"泌尿系感染"，院内抗生素治疗后，症状缓解出院。期间尿频、尿痛症状反复，多次自行服用抗生素治疗，未能彻底治愈。2 天前再次出现尿频、小便不适感，自行服用左氧氟沙星胶囊，症状未能明显改善，遂来湖北省中医院就诊。症见乏力，尿频，尿道灼热或不适感，不欲饮食，大便稀溏，日 2 次，肛门坠胀。舌淡，苔薄黄，舌体胖大，脉沉滑。53 岁绝经。尿常规：白细胞酶（+），白细胞 87.1 个 /μL。

中医诊断：劳淋；辨证属脾虚湿热下注。

治法：健脾利湿。

方药：补中益气汤加减。党参 15g、炒白术 15g、生黄芪 30g、甘草 6g、当归 15g、升麻 10g、陈皮 10g、柴胡 10g、砂仁 10g、莲子米 15g、茯苓 15g、金银花 15g、忍冬藤 15g、车前子 15g、益智仁 30g、菟丝子 15g，7 剂，日 1 剂，水煎服 3 次。

二诊：2021 年 8 月 18 日，患者尿频症状改善，小便畅快，大便偏稀，日 1 次，纳食好转，乏力、肛门坠胀等症未见明显缓解。复查尿常规无异常。上方去金银花、忍冬藤、车前子，7 剂。

三诊：2021 年 8 月 25 日，患者无尿频及排尿不适，纳食、大便均较前好转，精神较前改善。二诊方去砂仁，14 剂。

四诊：2021 年 9 月 10 日，患者诸症明显好转，精神较前明显改善。继续守方服用 1 个月，以巩固疗效。并嘱患者劳逸结合，注意加强营养，忌食肥甘厚腻辛辣之品，不适随诊。

随访：2021 年 11 月 30 日电话回访，患者现症状未再复发，精神良好。

按语：王柏枝老师认为淋证慢性迁延阶段除肾虚病机外，还有脾胃亏虚的可能，临证需重视顾护脾胃。该患者诊断为劳淋，辨证为脾虚，兼有湿热下注。患者尿频、尿痛反复发作已有 5 年，病情迁延日久，致脾气亏虚，并反复使用抗生素，耗伤阳气，致脾失转输，水湿不能运化，出现不欲饮食、大便稀溏、肛门坠胀、脉象沉、舌体胖大等症，而患者年老久病，体质较弱，易再次受湿热病邪侵扰，或兼有水湿化热，出现尿频、尿痛，苔薄黄。王柏枝老师采用补中益气汤加减治疗，补中益气汤出自李东垣《脾胃论》，"清气不升，九窍为之不利"，王柏枝老师常道，脾主肌肉，若清气不升，膀胱尿道肌群收缩乏力，则致小便不畅，淋漓不尽。方中黄芪、党参、白术、炙甘草益气升清，当归、陈皮活血理气，使补而不留邪，又疏通壅滞，气血生化有源，升麻、柴胡做升提清气之功，王柏枝老师认为补中益气汤治疗淋证从两个方面而言，一方面能够提高正气，正气充盛，则邪惧去之，另一方面斡旋中焦之气，使三焦之气通益，进而一身气机畅通，小便为之利。在此方基础之上，患者因常年脾气虚弱，近日湿热内蕴膀胱，气化失司，以尿频、排尿灼热不适为主症，加莲子米健脾止泻；砂仁运化滋腻，健脾开胃；因反复湿热侵袭，耗伤肾阴，故加用菟丝子、益智仁补肾填精；茯苓畅通水道；金银花、忍冬藤、车前子清湿热之邪。二诊患者膀胱湿热证已除，且脾虚证也初见好转，故去清热利湿之金银花、忍冬藤、车前子。三诊可见脾虚证进一步改善，去性味辛温之砂仁，余守方；四诊见患者诸症皆除，药到病去，但患者久病，恢复脾气非一时之功，故守方继续服用 1 个月。随后对患者进行回访，治疗效果较好，未再复发。

医案十：

张某，女，61 岁，退休工人。

初诊：2022 年 9 月 21 日。

主诉：尿频、少尿、尿痛 3 天。

病史：患者诉有慢性肾盂肾炎病史，此次感冒引起支气管炎，在当地医院医治后，咳嗽、咳痰好转。3 天前出现尿频、尿少、尿痛。欲求中医药治疗，遂慕名前来就诊。症见小便淋漓涩痛，腰痛，肢体水肿，同时伴头痛发热，鼻塞流涕，咽痒不适，大便秘结。舌质红苔黄，脉象滑数。尿常规：白细胞酶（+++）、计数 4 021 个 /μL、浊度（++）；中段尿培养菌落 >10^5cfu /mL，革兰阴性杆菌生长。

中医诊断：热淋；辨证属膀胱湿热兼夹外感。

治法：解毒通淋，疏风解表。

方药：芙蓉花 30g、忍冬藤 30g、连翘 15g、紫花地丁 15g、萹蓄 20g、木通 9g、滑石 30g、黄柏 15g、牡丹皮 10g、通草 6g、盐车前子 15g、泽泻 15g、白茅根 30g、盐杜仲 15g、川牛膝 20g、乌药 8g、甘草 6g、蒲公英 20g、薄荷 7g、防风 10g、桑叶 10g、牛蒡子 10g。14 剂，日 1 剂，水煎服 3 次。

二诊：2022 年 10 月 5 日。患者诉发热退，头痛解。复查尿常规：白细胞计数、细菌数均在正常范围。守上方，去防风、桑叶、牛蒡子，加太子参 15g、白术 10g、茯苓 12g，14 剂。

三诊：2022 年 10 月 19 日。纳谷增，二便正常，精神可，予肾复康巩固善后。

2023 年 6 月患者前来复诊，检查正常，健康无恙。

按语：此例患者慢性肾盂肾炎反复，体质虚弱，湿热之邪由脏入腑，循经入膀胱，气化功能失司，故见尿频、尿急、尿痛，经脉受阻，致腰部疼痛，同时风热之邪侵犯机体上部，发作为头痛，咽痒不适。方中芙蓉花解毒通淋；忍冬藤、连翘、蒲公英、紫花地丁清热解毒；扁蓄、木通、通草、滑石、黄柏、车前子、泽泻、白茅根清热利尿通淋；黄柏燥湿解毒；牡丹皮清热凉血；杜仲、川牛膝、乌药补益肝肾、行气通瘀；防风、薄荷、桑叶、牛蒡子疏散风热，利咽止痛；全方祛除风邪，补益肝肾，清利下焦湿热，使邪去则正安。

医案十一：

王某，女，38岁，工人。

初诊：2023年3月12日。

主诉：反复尿频、尿不尽3年，伴血尿5天。

病史：患者诉有慢性尿路感染病史3年，尿量少、尿余沥不尽，小便色黄，时有灼热感，反复发作，时轻时重，曾在当地医治，口服头孢类药物，效果不佳；近期食用辛辣食物后发口腔溃疡，出现血尿，欲求中医药治疗，遂慕名前来就诊。症见尿色淡红，无明显尿痛。排尿欠畅，耳鸣，五心烦热，口燥咽干，舌红苔少，脉细数。尿常规：白细胞酶（+），隐血（++）。

中医诊断：血淋；辨证属阴虚火旺，脉络受损。

治法：滋阴降火，清热凉血。

方药：小蓟30g、藕节30g、蒲黄10g、木通9g、滑石10g、生地黄15g、当归10g、淡竹叶10g、甘草6g、焦栀子10g、知母12g、黄柏10g、牡丹皮10g、茜草30g、盐车前子15g、泽泻15g、白茅根30g、地榆30g、芙蓉花30g、忍冬藤30g、蒲公英20g。7剂，日1剂，水煎服3次。

二诊：2023年3月19日。患者诉小便颜色好转，五心烦热减轻。守上方，去知母、黄柏，加玄参10g、麦冬10g、黄连3g，14剂。

三诊：2023年4月2日。上述症状基本缓解，二便正常，尿常规检查阴性，予服肾复康巩固善后。

按语：本例患者为血淋之虚证，因慢性尿路感染日久不愈，久病肾阴必定更加亏虚，导致阴虚火旺，脉络受损，血尿乃作。腰膝酸软，口干咽燥，头晕耳鸣，均是阴虚火旺证，故方用小蓟饮子加知母、黄柏清热降火，滋阴凉血，利尿通淋。加入王柏枝老师治疗淋证经验用药芙蓉花、忍冬藤、蒲公英等加强清热解毒通淋之功。二诊时又加用黄连、玄参、麦冬等，以助降君相火旺。之后用肾复康巩固善后，乃收其功。

医案十二：

毛某，女，70岁，退休工人。

初诊：2023年4月23日。

主诉：尿频、尿急1周。

病史：患者诉1周前因感冒后出现尿频、尿急前来就诊。

刻下症：尿量少，尿频，尿急，小腹胀痛，小便色黄，余沥不尽，舌稍红，苔黄腻，脉弦滑。查尿常规：隐血（+），白细胞酶（+）。

中医诊断：热淋；辨证属下焦湿热证。

治法：清利湿热。

方药：芙蓉花30g、萹蓄20g、木通9g、滑石30g、通草6g、车前子15g、白茅根30g、竹叶10g、炒栀子12g、赤芍12g、黄柏12g、薏苡仁30g、猪苓12g、茯苓20g、炒白术12g、桂枝10g、甘草6g、茜草20g。7剂，日1剂，水煎服3次。

二诊：2023年5月1日。服上方1周后，症状明显减轻，复查尿常规（-），但时有胃部不适，大便偏溏。守上方，加陈皮10g。

三诊：2023年5月8日。患者症状基本缓解，二便正常。

按语：本例以尿频、尿急、尿痛等膀胱刺激征为主，属于中医"热淋"病范畴。湿热壅滞下焦，膀胱气化失司是其基本病机。故治疗选用王柏枝老师治疗淋证的经验方芙蓉尿感清以清热利湿通淋，配合五苓散以通阳化气。两方合用以清热利湿为主，同时助膀胱气化。

医案十三：

李某，女，47 岁，家庭主妇。

初诊：2023 年 5 月 22 日。

主诉：小便涩滞，淋漓不尽 3 天。

病史：患者平素性格内向，心情抑郁，易怒善哭。7 天前与他人因琐事争执后，心情愈加郁闷。3 天前出现小便涩滞，淋漓不尽前来就诊。

刻下症：小便赤涩余沥，少腹胀痛，舌暗红，边有齿痕，苔黄稍腻。查尿常规：白细胞酶（+），双肾输尿管膀胱彩超示：膀胱排空功能尚可。

诊断：气淋；辨证属气血瘀滞，湿热下注，膀胱气化不利。

治法：行气活血，清热利湿，利尿通淋。

方药：沉香 10g、乌药 10g、陈皮 10g、广木香 10g、柴胡 10g、当归 10g、川芎 10g、桃仁 10g、红花 10g、白芍 30g、甘草 10g、炒蒲黄 10g、五灵脂 10g、小茴香 10g、川牛膝 20g、萹蓄 20g、木通 9g、滑石 30g、车前子 15g。7 剂，日 1 剂，水煎服 3 次。

二诊：2023 年 5 月 29 日。患者诉小便余沥明显减轻。继守上方，14 剂。

三诊：2023 年 6 月 12 日。服上方半个月，诸症缓解，复查尿常规阴性，嘱咐患者平素多多参加户外活动，注意调节情绪，保持心情舒畅。

按语：本患者平素情志抑郁，肝失调达，气机郁结。因争吵后，气机郁结加重，膀胱气化不利，故出现小便赤涩余沥，少腹胀痛。故治疗以沉香散为主方以利气疏导。气滞日久易引起血瘀，故加入当归、川芎、桃仁、红花等活血化瘀药，配入萹蓄、木通、滑石、车前子以清热利湿。全方共奏行气活血，清热利湿通淋之功，效果显著。

医案十四：

曹某，女，67 岁，退休教师。

初诊：2023 年 2 月 20 日。

主诉：反复小便涩滞，余沥不尽 10 年，加重 5 天。

病史：患者自诉有慢性肾盂肾炎病史 10 年，每因劳累后出现小便涩滞，余沥不尽。近一年来上诉症状发作频繁。5 天前因劳累后再次出现小便余沥，经休息、多饮水等均不能缓解前来就诊。

刻下症：小便余沥，下腹坠胀、喜按，气短乏力，舌淡红，苔黄腻，脉滑。

中医诊断：气淋；辨证属脾虚气陷，湿热下注。

治法：补中益气，利湿通淋。

方药：补中益气汤加减。黄芪 30g、党参 15g、炒白术 12g、炙甘草 6g、陈皮 10g、升麻 6g、柴胡 10g、当归 15g、益智仁 30g、山药 20g、乌药 10g、小茴香 10g、三七 6g、延胡索 20g、川芎 10g、川牛膝 20g、滑石 20g、车前子 12g、肉桂 3g。7 剂，日 1 剂，水煎服 3 次。

二诊：2023 年 2 月 27 日。患者诉小便余沥、下腹坠胀减轻。守上方继服 14 剂。

三诊：2023 年 3 月 13 日。服上方半个月，诸症悉缓。

按语：本患者因久病耗伤中气，气虚下陷，摄纳失司，劳累后气虚更甚，故小便余沥，下腹坠胀。补中益气汤补益中气，升阳举陷，配合缩泉丸、小茴香、肉桂以增强补益固摄之力。气虚不能助血运行，瘀血内生，加入三七、延胡索、川芎、牛膝以活血化瘀；加入滑石、车前子利湿通淋。

医案十五：

李某，女，64 岁，退休教师。

初诊：2023 年 4 月 10 日。

主诉：尿频，尿急，尿不尽 6 天。

病史：患者糖尿病病史 10 年。近日冒雨涉水后出现小便淋漓不尽、尿频，前来就诊。

刻下症：尿频、尿急、尿不尽，口干咽燥，怕热，乏力，头晕耳鸣，腰膝酸软，舌暗红，少苔，脉弦细。尿常规：白细胞酶（＋），隐血（＋），浊度（＋）。

中医诊断：热淋；辨证属肾阴虚，湿热下注。

治法：滋补肾阴，利湿通淋。

方药：六味地黄丸加减。生地 15g、熟地 12g、山药 15g、牡丹皮 15g、山茱萸 15g、茯苓 15g、泽泻 30g、女贞子 20g、旱莲草 30g、炒栀子 10g、茜草 30g、小蓟 20g、白茅根 30g、生地榆 30g、当归 12g、白芍 10g、萹蓄 20g、木通 9g、滑石 30、车前子 15g。7 剂，日 1 剂，水煎服 3 次。

二诊：2023 年 4 月 17 日。患者尿频、尿急、尿不尽减轻，复查尿常规转阴。但仍有口干咽燥、头晕耳鸣，腰膝酸软。守上方，去小蓟、茜草、白茅根、生地榆，20 剂。

三诊：2023 年 5 月 10 日。患者诉诸症减轻，予六味地黄软胶囊巩固疗效。

按：糖尿病基本病机为内热耗气伤阴。本患者冒雨涉水后，湿邪内侵，化热下注膀胱，膀胱气化失司出现尿频、尿急、尿不尽。糖尿病日久，内热伤阴耗气，阴精不足，虚热内生则口干咽燥、怕热，气虚则乏力。肾阴虚则头晕耳鸣、腰膝酸软。故治疗以滋补肾阴，利湿通淋为主，选用六味地黄丸合二至丸以滋补肾阴；加入萹蓄、木通、滑石、车前子以清热利湿通淋，茜草、小蓟、白茅根、生地榆以凉血止血。全方攻补兼施，共奏滋补肾阴，利湿通淋之功，疗效确切。

医案十六：

吴某，男，68 岁，退休公务员。

初诊：2023 年 3 月 21 日。

主诉：小便次数增多 1 年余，加重 1 周。

病史：患者有小便次数增多病史 1 年余，近 1 周加重，伴有尿赤涩感，自行泡服蒲公英，症状无明显改善，前来就诊。

刻下症：小便频数，尿赤涩滞，夜尿明显增多，肢软乏力，腰膝酸软。舌淡红，苔薄稍黄，脉沉。查尿常规：白细胞酶（＋-）。

中医诊断：劳淋；辨证属肾气不足，湿热留滞膀胱。

治法：益气补肾，清热利湿通淋。

方药：无比山药丸加减。山药20g、山茱萸15g、熟地黄10g、肉苁蓉10g、茯苓15g、五味子10g、赤石脂10g、巴戟天10g、泽泻10g、杜仲10g、黄芪20g、太子参10g、车前子15g、瞿麦15g、萹蓄30g。7剂，日1剂，水煎服3次。

二诊：2023年3月28日。患者小便涩滞缓解，小便次数减少，夜尿1次。尿常规阴性。守上方，去车前子、瞿麦、萹蓄，黄芪改为30g，14剂。

三诊：2023年4月11日。诉肢软乏力、腰膝酸软等不适明显改善。嘱其避免劳累，同时服肾复康片巩固疗效。

按语：患者老年男性，肾气渐虚，气化失常，小便次数增多；肾气虚，则见肢软乏力、腰膝酸软；小便赤涩为湿热留滞膀胱。故用无比山药丸以补益肾气，加车前子、瞿麦、萹蓄以清热利湿通淋。标本同治，虚实兼顾。

医案十七：

林某，女，71岁，退休工人。

初诊：2022年11月20日。

主诉：反复小便淋漓8年余，再发加重2周。

病史：患者反复小便淋漓8年余，每当劳累后出现小便淋漓，尿常规检查显示白细胞反复阳性，曾诊断为慢性膀胱炎。2周前再次出现上诉症状加重，自行服用药物后效果不佳，前来就诊。就诊时症见小便淋漓，面色萎黄，乏力倦怠，纳差，大便溏，舌淡，苔薄腻。尿常规：白细胞酶（++）、隐血（+）。

中医诊断：劳淋；辨证属脾气虚，湿邪内蕴。

治法：益气健脾，利湿通淋。

方药：补中益气汤加减。黄芪30g、党参12g、炒苍白术各12g、茯苓15g、干姜6g、砂仁6g、陈皮10g、炙甘草6g、薏苡仁15g、菟丝子15g、山药20g、芡实30g、莲须10g、升麻6g、柴胡10g、萹蓄10g、瞿麦10g。14剂，日1剂，水煎服 3 次。

二诊：2022 年 12 月 4 日。诉小便利，乏力倦怠改善。复查尿常规：白细胞酶（－）、隐血（－）。守上方，去萹蓄、瞿麦，14 剂。

三诊：2022 年 12 月 18 日。诸症悉缓，予肾复康巩固治疗。

按：患者脾气亏虚，运化失常，湿邪内生，向下留滞于膀胱，每因劳累加重气虚，湿邪壅滞，膀胱气化失常，则小便淋漓。治疗时注重补益脾气，脾气充，运化利，留滞的湿邪得运化。故选用补中益气汤为主方，补脾气，恢复其升清降浊之功。

医案十八：

秦某，女，80 岁，务农。

初诊：2023 年 4 月 17 日。

主诉：反复小便频数 15 年，再发加重 1 周。

病史：患者慢性肾盂肾炎病史 15 年，平素受凉或劳累后，小便频数，夜尿增多，欲解难尽。近 1 周来受凉后再次出现上诉症状，前来就诊。

刻下症：小便频，夜尿 4 次，伴双足踝水肿，乏力倦怠，腰膝怕冷，纳差，大便溏。舌淡苔薄白，脉沉细。尿常规：白细胞酶（++），上皮细胞 102 个 /μL，浊度（+）。

中医诊断：劳淋；辨证属脾肾阳虚夹湿热。

治法：温补脾肾，清热利湿。

方药：菟丝子 20g、巴戟天 10g、补骨脂 10g、杜仲 10g、怀牛膝 10g、熟地 15g、山茱萸 15g、益智仁 30g、山药 20g、干姜 10g、茯苓 15g、白术 10g、砂仁 10g、滑石 20g、车前子 10g、芙蓉花 20g、蛇舌草 20g。14 剂，日 1 剂，水煎服 3 次。

二诊：2023 年 5 月 7 日。诉小便次数减少，腰酸腿软减轻，尿常规：白细胞酶（－），上皮细胞 32 个 /μL。守上方，去蛇舌草、滑石，车前子改为 20g，14 剂。

三诊：2023 年 5 月 21 日。复查尿常规阴性，水肿消退。

按：患者淋证病久，湿热久恋，耗伤正气，脾肾阳虚。故治疗时以温而不燥的药物为主以温补脾肾阳气，同时加入芙蓉花、滑石、车前子、白花蛇舌草以清热利湿通淋。王柏枝老师注重阴阳互根互用的关系，温阳的同时，加入熟地、山茱萸以滋阴填精。治疗后湿热渐去，去滑石、白花蛇舌草，将车前子加量以取其利水之功。

7. 泌尿系结石

医案一：

鲁某，女，50岁，公务员。

初诊：2020年9月5日。

主诉：反复腰痛5年，伴肾功能异常3个月。

病史：患者诉反复腰痛5年，辅助检查提示泌尿系结石伴肾积水，予对症治疗后，时轻时重，反复发作。2020年6月单位体检，肾功能检查提示血肌酐升高，慕名前来就诊。症见面色无华，形体偏瘦，左侧腰腹胀痛，时轻时重，时作时止，脘胀纳差，尿频、尿急、尿灼热，时有尿痛，大便溏。舌质暗，苔黄腻，脉沉细而滑。尿常规：隐血（+++）、白细胞（+++）、尿蛋白（+-）；双肾彩超：左肾结石并积水；肾功能：尿素氮10.1mmol/L、血肌酐270μmol/L；血常规：血红蛋白88g/L。

中医诊断：石淋；辨证属湿热蕴结、脾肾亏虚。

治法：清热利湿，健脾益肾。

方药：萹蓄20g、瞿麦15g、川木通9g、滑石30g、通草6g、车前子20g、白茅根30g、石韦20g、冬葵子15g、金钱草30g、海金沙20g、怀牛膝20g、鸡内金15g、郁金30g、枳实15g、王不留行30g、桃仁10g、川芎12g、当归15g、黄芪30g、杜仲15g、泽泻30g、三棱10g、莪术10g，14剂，水煎服，每日3次温服。嘱患者清淡饮食，适当多饮水。

二诊：2020年9月19日，服上方半个月，尿频、尿急、尿灼热、尿痛明显减轻。尿常规：隐血（＋＋）、白细胞（－）、尿蛋白（－）。缓则治本，拟方：淫羊藿 10g、巴戟天 10g、菟丝子 15g、杜仲 15g、怀牛膝 15g、车前子 15g、滑石 10g、瞿麦 15g、泽泻 20g、三棱 10g、莪术 10g、桃仁 10g、茯苓 15g、白术 15g、甘草 10g，28 剂，合院内制剂降氮胶囊口服。

三诊：2020 年 12 月 19 日，续服 3 个月，腰酸、腰腹胀痛明显缓解，小便通畅，纳食改善。复查肾脏彩超提示无肾积水，血肌酐降至 150μmol/L。守上方去瞿麦、泽泻、三棱、莪术、桃仁，加黄芪 30g、熟地 10g、当归 15g、枸杞 15g、丹参 20g，继配服降氮胶囊。

四诊：2021 年 3 月 19 日，再用 3 月余，面色明显改善，无特殊不适，告知结石已排出。复查血肌酐降至 130μmol/L。

按语：泌尿系结石典型临床表现可见腰腹绞痛、血尿，或伴有尿频、尿急、尿痛等。祖国医学没有泌尿系结石的名称，根据临床表现多归属于中医的"淋证""石淋""腰痛"等范畴。《金匮要略·消渴小便不利淋病脉证并治》中指出淋证表现为"小便如粟状、小腹弦急、痛引脐中"。综合历代医家对淋证的认识，可将其病因归纳为外感湿热、禀赋不足、情志失调、饮食不节或劳伤久病等，基本病机为"肾虚而膀胱热"。王柏枝老师在实践中总结出清热利湿、通淋排石基本方——肾石方（见附录验方 8，下同），效验颇丰。

该患者为梗阻性肾病，因湿热蕴结下焦，则见尿频、尿急、尿痛、尿灼热；久之熬尿成石，阻滞肾系，不通则痛，则见腰腹胀痛；湿热久蕴困脾，脾失运化，则见面色无华、形体偏瘦、脘胀纳差、大便溏；久病入络，则见肾功能异常。故该患者首诊急则治标，以清热利湿、通淋排石为主；二诊缓则治本，以益肾健脾、利湿化瘀为主，合降氮胶囊；三诊加用益气养血之药，共奏益肾健脾、通淋排石、利湿化瘀、益气养血之功，使湿去热清，积水消失，结石排出，则脾运改善、肾功能恢复。

医案二：

周某，女，28岁，职员。

初诊：2022年12月5日。

主诉：腰痛半天。

病史：患者半天前突然出现右侧腰腹剧烈疼痛，辗转不安，伴呕吐，大便未解，小便短赤，遂来就诊。尿常规：尿蛋白（+-）、隐血（+++）、白细胞酶（+++）；泌尿系B超：右侧输尿管结石伴右肾积水。舌红苔黄微腻，脉弦。

中医诊断：石淋；辨证属湿热蕴结下焦。

治法：清热利湿，通淋排石。

方药：萹蓄20g、瞿麦15g、川木通9g、滑石30g、通草6g、车前子20g、白茅根30g、石韦20g、冬葵子15g、金钱草30g、海金沙20g、怀牛膝20g、鸡内金15g、郁金30g、枳实15g、王不留行30g、桃仁10g、川芎12g、当归15g、黄芪30g、杜仲15g、泽泻15g，10剂，日1剂，水煎服。嘱患者清淡饮食，适当多饮水。

二诊：2022年12月15日，服上方10剂，小便通利，右侧腰腹疼痛减轻。守上方继服。

三诊：2023年1月15日，服上方28剂，腰腹疼痛不明显，余无特殊不适，排出结石1枚，B超检查未见结石影。

按语：该患者平素嗜食肥甘厚腻，湿热内生，蕴结下焦，熬尿成石，阻滞尿路，不通则痛，故腰腹剧烈疼痛，辗转不安，痛甚呕吐；湿热蕴结下焦，故小便短赤。治以清热利湿，通淋排石。方中金钱草、海金沙、鸡内金、石韦、滑石清热通淋排石，为排石之要药；车前子、泽泻、白茅根、萹蓄、瞿麦、川木通清热利湿、凉血止血；枳实、郁金、王不留行、桃仁、川芎等行气化瘀散结，促使结石排出，则诸症皆平。

医案三：

袁某，男，27岁，公司职员。

初诊：2023 年 7 月 12 日。

主诉：左下腹拘急绞痛半天。

病史：曾有多次肾区绞痛病史。今晨起运动后突感左下腹拘急绞痛，呕吐清水，并伴有尿频、尿急、尿痛，至湖北省中医院门诊检查，症见如上，舌质偏红，苔薄黄，脉弦细数。尿常规：白细胞酶（+++），白细胞 433.5 个 /μL，红细胞（+-）；B 超：左侧输尿管结石。

中医诊断：石淋；辨证属湿热蕴结证。

治法：清热利湿，通淋排石。

方药：芙蓉尿感清合肾石方加减。芙蓉花 30g、忍冬藤 30g、连翘 15g、蒲公英 20g、紫花地丁 15g、萹蓄 20g、木通 9g、滑石 30g、通草 6g、车前子 15g、牛膝 20g、丹皮 10g、泽泻 15g、金钱草 30g、石韦 20g、海金沙 20g、鸡内金 15g，3 剂，日 1 剂，水煎服 3 次。

二诊：2023 年 7 月 16 日。左下腹绞痛减轻，尿急，舌淡苔薄，脉弦细。热象已减，排石是务。上方去蒲公英、地丁，加炒王不留行 30g、郁金 30g、川芎 12g、桃仁 10g、当归 15g、黄芪 30g、枳实 15g、杜仲 15g、冬葵子 15g，7 剂。嘱大量饮水，多进行跳跃式运动。

三诊：2023 年 7 月 23 日。左下腹隐隐作痛，尿频、尿急、尿痛已消失，尿常规：白细胞酶（+），白细胞 30 个 /μL。二诊方基础上去枳实，加三棱 10g、莪术 15g、枳壳 15g，14 剂。并嘱其大量饮水，多进行跳跃式运动。

当服方第 12 剂时，突感左腹部疼痛加剧，并向会阴部放射，尿急、尿刺痛，随尿流冲出 1 粒约黄豆大小、形状较规则结石，所有症状随之消失，经 B 超复查，结石消失。

按语：本医案是较典型的石淋，病机为湿热下注，尿液煎熬成结石。经气受阻，水道不畅，故腹痛伴尿频、尿急、尿痛；湿热偏盛，则见舌红苔黄，脉弦滑数。治疗上，先行清利，酌加排石。王柏枝老师认为，淋证发作之时，应对症用药，速速取效，解决患者当下的痛苦。故一诊时，以芙蓉尿感清为主方，加少量排石通淋药物。二诊时，患者热象已减，当务之急应排石通淋，此时王柏枝老师采用自拟的"肾石方"治疗，取得良效。方中金钱草、海金沙、鸡内金为君药，排石化石；沙石久滞脉络，血不行则成瘀血，配以郁金、川芎、桃仁、当归行气活血；再加王不留行、小通草、车前子利尿通淋，枳实行气，气行则血行；点睛之笔在于黄芪，鼓舞气血生发，气足则排石有力。因患者既往肾结石多年，属久治不下者，王柏枝老师经验，此时可加强行气之力，酌加枳壳，气运则水引石动；加三棱、莪术，可强攻顽石。

医案四：

王某，男，45岁，公司职员。

初诊：2023年7月10日。

主诉：腰痛伴肉眼血尿1天。

病史：患者5天前外出出差，多处奔波，9日晚回家后出现腰痛，肉眼血尿，前来就诊。

刻下症：右侧腰腹疼痛，呈放射状至腹股沟处，拒按，肉眼血尿，排尿困难。舌红，苔黄腻，脉弦滑。泌尿系B超示：右侧输尿管上段结石，右肾轻度积水。

中医诊断：石淋；辨证属湿热蕴结下焦。

治法：清热利湿，通淋排石。

方药：芙蓉尿感清合石韦散加减。芙蓉花30g、忍冬藤30g、车前子20g、白茅根30g、石韦20g、冬葵子15g、金钱草30g、海金沙20g、怀牛膝20g、鸡内金15g、郁金30g、枳实15g、王不留行30g、桃仁10g、川芎12g、当归15g、生黄芪30g、杜仲15g、泽泻10g。7剂，日1剂，水煎服3次。

二诊：2023年7月17日，服上方后患者血尿基本缓解，腰痛减轻，但出现便秘。故守上方，加三棱10g、莪术10g、生大黄3g，7剂。

三诊：2023年7月24日。患者症状基本缓解。复查泌尿系B超示：膀胱内可见结石影，右肾无积水。患者继服王柏枝老师经验方肾石方30剂，1个月后患者诉小便排出结石。

按语：结石多为湿热下注，煎熬尿液成砂石而成。砂石阻于局部，不通则痛；结石损伤脉络，则尿中带血；砂石阻于尿路则排尿困难。予以芙蓉尿感清合石韦散以清热利湿，通淋排石。加入金钱草、海金沙、鸡内金加强排石消坚作用。加入王不留行、桃仁、川芎、当归以活血通络，杜仲、泽泻以利水。全方共奏清热利湿、排石消坚之功。

四、前列腺疾病医案

1. 前列腺炎

医案一：

陈某，男，48 岁，职员。

初诊：2023 年 3 月 26 日。

主诉：尿频、尿不尽 2 年余。

病史：患者近 2 年来出现尿频、尿不尽，伴小便刺痛感，外院诊断为前列腺增生、前列腺炎，予抗感染及非那雄胺片口服，病情反复。今为求中医药治疗，至王柏枝专家门诊就诊。就诊时症见尿频、尿急、尿不尽，夜尿 3 次，阴囊潮湿，时有小便刺痛感。舌红苔黄，脉滑。尿常规未见明显异常。

中医诊断：癃证；辨证属下焦湿热证。

治法：清热祛湿，通利下焦。

方药：萹蓄 20g、木通 9g、滑石 30g、通草 6g、虎杖 15g、炒栀子 10g、苍术 10g、黄柏 10g、薏苡仁 30g、车前子 15g、赤芍 12g、猪苓 12g、茯苓 20g、泽泻 15g、肉桂 3g、红藤 30g，14 剂，日 1 剂，水煎服 3 次。

二诊：2023 年 4 月 10 日。服上方后，小便刺痛感较前减轻，仍有尿频、尿不尽，夜尿 2 次，小腹稍有坠胀感，苔薄黄，脉滑。守原方加小茴香 10g，继予 14 剂。

三诊：2023 年 4 月 24 日。患者尿频、尿不尽较前好转。继予原方调治 1 月余，随访患者症状基本消失。

按语：前列腺炎是男性的常见病、多发病。临床上常表现为尿频、尿急、尿痛，或有会阴、阴囊及尿道不适感，射精后疼痛等症，甚至还伴有阳痿、早泄、遗精等症。引起前列腺炎的原因很多：可由性伴侣阴道病原体感染引起；反复无高潮的性冲动，性交中断均可引起前列腺充血；而酗酒、过食刺激性食物或久坐等则诱发前列腺充血。前列腺炎的西医治疗是经验性的，常用的药物为抗生素、α-受体阻滞剂、非甾体抗炎药、植物制剂等。但常常效果不佳，病情易反复。

前列腺炎可归属中医"淋证""尿浊"等范畴。王柏枝老师认为其病因病机主要为多食辛热肥甘之品，或嗜酒太过，酿成湿热，下注膀胱；或下阴不洁，秽浊之邪侵入膀胱，酿成湿热，发则出现尿频、尿急、尿痛。湿热郁于下焦，影响膀胱的气化，则小便不通或不畅。湿热之邪郁久不除，还可导致腺体脉络瘀阻，脉管排泄不畅而出现瘀浊阻滞。

因此，王柏枝老师治疗此病常用八正散、五苓散、萆薢分清饮加减化裁。八正散为治疗湿热下注的常用方剂，可清利下焦湿热；萆薢分清饮能分清泌浊，以利下焦湿热祛除；五苓散为仲景名方，能温阳化气，调节膀胱气化功能。三方合用，能清热祛湿、通利下焦。

此案患者临床表现为尿频、尿急、尿不尽，每晚夜尿3次，阴囊潮湿，时有小便刺痛感。舌红苔黄，脉滑。此为湿热下注膀胱证，湿热下注膀胱，膀胱气化不利，故见尿频、尿急、尿灼热、小腹坠胀。治疗予以八正散清利下焦湿热，五苓散化气行水，调节膀胱气化功能，加苍术、黄柏、薏苡仁以加强清热利湿之力。二诊时患者小便刺痛感减轻，诉小腹稍有坠胀，故继守原方加小茴香温肾行气。总之患者主要辨证为湿热下注膀胱，清热祛湿、通利下焦贯穿治疗始终，故能收到良效。

医案二：

李某，男，26岁，学生。

初诊：2023年4月9日。

主诉：尿频、尿无力、小便灼热感 2 个月。

病史：患者近 2 个月来出现尿频、尿急、尿无力，小便灼热感。外院前列腺液检查示卵磷脂小体（++）、白细胞 30 个 /HP。今为求中医药治疗至王柏枝专家门诊就诊。就诊时症见尿频、尿急、尿无力，小便灼热感，小便色黄，伴阴囊潮湿、口苦、小腹坠胀、大便秘结。舌红苔黄腻，脉弦滑。既往有手淫史。

诊断：淋证；辨证属湿热蕴结证。

治法：清热祛湿，通利下焦。

方药：萹蓄 20g、木通 9g、滑石 30g、通草 6g、虎杖 20g、炒栀子 10g、苍术 10g、黄柏 10g、薏苡仁 30g、车前子 15g、赤芍 12g、猪苓 12g、茯苓 20g、泽泻 15g、肉桂 3g、红藤 30g，14 剂，日 1 剂，水煎服 2 次。

二诊：2023 年 4 月 23 日。服上方后，诉小便灼热感减轻，口苦改善，大便通畅。守上方虎杖改为 15g，继服 14 剂。

三诊：2023 年 5 月 7 日。患者诉仍有尿频、尿急，继予上方 14 剂。

四诊：2023 年 5 月 21 日。患者症状基本消失，继予原方 14 剂巩固。随访 1 个月，患者未复发。

按语：此案患者临床表现为尿频、尿急、尿无力，小便灼热感，小便色黄，伴阴囊潮湿、口苦、小腹坠胀、大便秘结，舌红苔黄腻，脉弦滑，亦为下焦湿热证。结合王柏枝老师临床经验，治疗仍予八正散、五苓散加减化裁。因首诊患者诉大便秘结，故虎杖重用至 20g，二诊患者大便通畅，虎杖减至常规用量。湿热下注膀胱乃该患者主要病机，治以清热祛湿、通利下焦。理法方药一致，故收到良好效果。

医案三：

王某，男，49 岁，职员。

初诊：2023 年 4 月 2 日。

主诉：小便滴白 1 年余。

病史：患者近1年来出现小便滴白，伴尿频、尿无力，外院诊断为慢性前列腺炎，予中药治疗，症状改善不明显。今慕名至王柏枝专家门诊就诊。就诊时症见小便滴白，尿频、尿无力，劳累后症状加重，伴神疲乏力、腰膝酸软、遗精（每周2次）。舌淡胖有齿痕，苔白稍厚，脉弱。

中医诊断：尿浊；辨证属脾肾气虚证。

治法：益气升提，补肾固摄。

方药：黄芪30g、炙甘草6g、升麻6g、山药20g、淫羊藿15g、酒苁蓉20g、菟丝子15g、枸杞子15g、莲子10g、五味子10g、覆盆子20g、芡实30g、金樱子20g、煅龙骨30g、煅牡蛎30g，14剂，日1剂，水煎服3次。

二诊：2023年4月17日。服上方后，患者精神好转，遗精每周1次，诉稍有腹胀，守上方加厚朴10g，14剂。

三诊：2023年5月1日。患者未诉小便滴白，期间遗精1次，无腹胀。予原方继续调治3月余，随访患者未出现小便滴白及遗精。

按语：此案患者为慢性前列腺炎，临床症见小便滴白，尿频、尿无力、尿不尽，劳累后症状加重，伴神疲乏力、腰膝酸软、遗精。王柏枝老师认为此病在中医属尿浊病范畴，辨证为脾肾气虚。肾主气化，脾气固摄，脾肾气虚，膀胱气化失司，统摄无权，精微物质下注，则见小便滴白、早泄、遗精；气虚下陷，清阳不升，则见头晕、神疲乏力；劳则耗气，故劳累后症状加重。治宜益气升提、补肾固摄，治疗上予补中益气汤、五子衍宗丸、金锁固精丸加减化裁。黄芪、炙甘草健脾益气，升麻升举清阳，调节中焦气机升降功能，淫羊藿、酒苁蓉、山药、菟丝子、枸杞子、覆盆子补肾气，莲子、五味子、芡实、金樱子补肾固精，煅龙骨、煅牡蛎收敛固摄。患者二诊时诉稍有腹胀，加厚朴行气消滞。诸药合用，全方共奏益气升提、补肾固摄之功效。

医案四：

王某，男，32岁，职员。

初诊：2023 年 3 月 19 日。

主诉：小便滴白 6 月余。

病史：患者近 6 个月来出现小便滴白，伴尿频、尿无力，外院诊断为慢性前列腺炎，予西药治疗，病情逐渐加重。今为求中药治疗至王柏枝专家门诊就诊。就诊时症见小便滴白，尿频、尿无力、尿不尽，劳累后症状加重，伴神疲乏力、腰膝酸软、早泄、大便偏溏。舌淡，边有齿痕，苔白，脉弱。

中医诊断：尿浊；辨证属脾肾气虚证。

治法：益气升提，补肾固摄。

方药：黄芪 30g、炙甘草 6g、升麻 6g、淫羊藿 15g、酒苁蓉 20g、山药 20g、菟丝子 15g、枸杞子 15g、莲子 10g、五味子 10g、覆盆子 20g、芡实 30g、金樱子 20g、煅龙骨 30g、煅牡蛎 30g、干姜 10g，14 剂，日 1 剂，水煎服 3 次。

二诊：2023 年 4 月 2 日。服上方后，患者症状较前稍改善。继予原方 14 剂。

三诊：2023 年 4 月 16 日。患者尿频、尿无力较前好转，房事时间较前稍延长，大便成形。守原方去干姜，14 剂。

四诊：2023 年 4 月 30 日。患者诸症改善，继予原方巩固治疗 3 月余，随访患者，症状基本消失。

按语：此案患者亦为慢性前列腺炎，症见小便滴白，此外还伴有尿频、尿无力、尿不尽，劳累后症状加重，伴神疲乏力、腰膝酸软、早泄；舌淡，边有齿痕，苔白，脉弱。辨证为脾肾气虚证，中医治以益气升提、补肾固摄。仍予以补中益气汤、五子衍宗丸、金锁固精丸加减化裁，患者大便稀溏，故加干姜温中。方证相应，故可收到满意疗效。

2. 前列腺增生

医案一：

李某，男，58 岁。

初诊：2023 年 2 月 12 日。

主诉：尿频、尿不尽 1 年余。

病史：患者近 1 年来出现尿频、尿不尽、尿无力、尿等待，夜尿 3～4 次，外院超声诊断为前列腺增生，予非那雄胺片、前列舒通口服，症状改善不明显，呈加重趋势。今为求中医药治疗至王柏枝专家门诊就诊。就诊时症见尿频、尿无力、尿等待、尿分叉，每晚夜尿 4 次。舌红稍暗苔薄黄，脉弦。尿常规未见明显异常。

诊断：癃闭；辨证属肾虚瘀阻证。

治法：益肾活血，通利小便。

方药：肉桂 5g、制附片 12g、生地黄 15g、山药 15g、牡丹皮 10g、山茱萸 15g、茯苓 20g、泽泻 15g、怀牛膝 20g、车前子 20g、当归 15g、川芎 15g、桃仁 10g、莪术 15g、葛根 15g、小茴香 10g、乌药 10g、陈皮 10g、炒白术 12g、猪苓 12g、黄芪 30g，14 剂，日 1 剂，水煎服 3 次。

二诊：2023 年 2 月 26 日。服上方后，患者尿频、尿无力好转，尿等待明显，夜尿 3 次。守上方加浙贝母 10g、生牡蛎 30g，14 剂。

三诊：2023 年 3 月 12 日。患者尿无力、尿等待较前好转。继予原方 14 剂。

四诊：2023 年 3 月 26 日。患者症状均较前好转。予原方继续调治 2 月余，随访患者，症状减轻，对治疗效果满意。

按语：良性前列腺增生症是中老年男性常见的泌尿系统疾病，其患病概率随年龄的增长而增加。中医自古即以"精癃""癃证"之名定义中老年男性出现的进行性尿频（夜尿频多尤甚），尿急（急迫而量少），尿不尽、尿后淋漓，或见有排尿困难，排尿等待，尿细如线，尿分叉，点滴而出甚者点滴不出等异常排尿表现。王柏枝老师结合自己多年临床诊治该病的经验，指出"男子以肾为先天"，肾对于前列腺（精室）的功能健运起了至关重要的作用。肾精、肾气随年龄增长而逐渐衰减，导致生殖功能的衰退，生殖器官也渐趋萎缩。前列腺增生影响生活最大的，如排尿困难、尿频、小便淋漓等症状，均与肾主水功能相关，肾中阳气温化水气，使一身之水得温则行，环周身而无所阻，加之气之摄纳，必将使小便频次有节，溺之必尽。肾气虚，气化不及，则见排尿困难、尿频、尿无力。同时也要考虑中老年人体质往往有多虚多瘀的特点。纯虚无实的患者很是少见的，其病程缠绵，临床多以虚实夹杂的病机多见，以虚、瘀、痰、热共同为病。故王柏枝老师诊治此类疾病，多以金匮肾气丸、五苓散联合活血化瘀药治疗，往往能收到良好的效果。

此案患者主诉为尿频、尿不尽，伴尿无力、夜尿增多，舌红稍暗苔薄黄，脉弦，辨证为肾虚瘀阻证。方用金匮肾气丸、五苓散温阳化气，以复膀胱气化，茴香、乌药增强温肾化气之力，佐以炒白术、黄芪健脾益气，补后天以资先天，当归、川芎、桃仁、莪术活血通络，陈皮行气。二诊患者尿频、尿不尽好转，尿等待明显，故加浙贝母、生牡蛎软坚散结、通利小便。诸药合用，全方共奏"益肾活血、通利小便"之功效。

医案二：

刘某，男，49 岁，退休。

初诊：2023 年 3 月 6 日。

主诉：尿等待、尿无力 4 年余。

病史：患者近 4 年来出现尿等待，尿无力、尿不尽，夜尿 5 次，外院诊断为前列腺增生，予坦索罗辛口服，病情反复。今为求中医药治疗至王柏枝老师专家门诊就诊。时症见尿等待、尿无力、尿分叉，夜尿 5 次，伴乏力、小腹坠胀、勃起困难、早泄。舌青紫苔薄白，脉弦细。

中医诊断：癃闭；辨证属肾虚瘀阻证。

治法：益肾活血，通利小便。

方药：肉桂 5g、制附片 12g、生地黄 15g、山药 15g、牡丹皮 10g、山茱萸 15g、茯苓 20g、泽泻 15g、怀牛膝 20g、车前子 20g、当归 15g、川芎 15g、桃仁 10g、莪术 15g、葛根 15g、小茴香 10g、乌药 10g、陈皮 10g、炒白术 12g、猪苓 12g、黄芪 30g，14 剂，日 1 剂，水煎服 3 次。

二诊：2023 年 3 月 20 日。服上方后，患者夜尿减少为 3 次，尿无力较前好转，诉腰膝酸软。守上方加杜仲 10g，14 剂。

三诊：2023 年 4 月 3 日。患者尿无力、尿等待较前好转。继予原方 14 剂。

四诊：2023 年 4 月 17 日。患者尿无力、尿等待继续较前好转。继予原方巩固治疗 3 月余，随访患者，症状基本缓解。

按语：此案患者临床表现为尿等待、尿无力、尿分叉、夜尿增多、乏力、小腹坠胀、勃起困难、早泄，舌青紫苔薄白，脉弦细。此亦辨证为肾虚瘀阻证。肾虚气化不及则见尿无力、夜尿增多、乏力、性功能障碍；病程日久、瘀血阻滞则致尿等待、排尿困难，舌偏暗亦为瘀血阻络之征象。治以益肾活血、通利小便；方用金匮肾气丸、五苓散温阳化气，以复膀胱气化，茴香、乌药增强温肾化气之力，佐以炒白术、黄芪健脾益气，补后天以资先天，当归、川芎、桃仁、莪术活血通络，陈皮行气。二诊时患者诉腰膝酸软，加杜仲补肾强筋骨。病机、治则、方药一致，故能达到令人满意的治疗效果。

医案三：

郭某，男，67 岁，退休。

初诊：2023 年 1 月 15 日。

主诉：排尿困难 3 年余。

病史：患者近 3 年来出现尿频、尿不尽、尿等待，并逐渐出现排尿困难，小便点滴而出，外院诊断为前列腺增生，建议患者手术治疗，患者拒绝。今为求中医药治疗至王柏枝专家门诊就诊。就诊时症见排尿困难，尿频，每次排小便时间长、小便量不多，伴小腹坠胀。舌暗苔薄黄，舌底脉络曲张，脉弦涩。

中医诊断：癃闭；辨证属瘀血阻络证。

治法：化瘀散结，通利水道。

方药：炮甲 10g、土鳖虫 10g、桃仁 10g、莪术 15g、淫羊藿 15g、川芎 15g、生牡蛎 30g、夏枯草 15g、浙贝 10g、海藻 20g、肉桂 5g、杜仲 15g、怀牛膝 20g、车前子 20g、黄芪 30g、炒白术 12g、猪苓 15g、茯苓 20g、陈皮 10g，14 剂，日 1

剂，水煎服 3 次。

二诊：2023 年 1 月 29 日。服上方后，患者尿频较前好转，仍排尿困难。守上方加小茴香 10g、乌药 10g，14 剂。

三诊：2023 年 2 月 13 日。患者排尿较前通畅。继予原方调治 3 月余，随访患者，排尿基本通畅。

按语：此案患者为前列腺增生，症见排尿困难；依据其临床表现，中医诊断为"癃闭"，该患者病史长，久病必瘀，结合舌暗，舌下脉络曲张，脉涩，说明瘀血症状显著。瘀血阻络，影响膀胱气化，故可见排尿困难。治疗以化瘀散结、通利水道为主。拟通前丸（见附录验房 9，下同）加减。通前丸为王柏枝老师治疗前列腺肥大属瘀血阻络证经验方，具有温肾化瘀、软坚散结、益气活血之功效。方中炮甲、土鳖虫、桃仁、莪术、川芎活血化瘀；生牡蛎、夏枯草、浙贝、海藻软坚散结、开通水道；肉桂、淫羊藿、杜仲温肾，怀牛膝、车前子益肾利水。经云："血不利则为水。"故加用五苓散温阳化气，调节膀胱气化功能。二诊时患者排尿困难明显，加小茴香、乌药温肾行气。

医案四：

顾某，男，76 岁，退休。

初诊：2023 年 2 月 5 日。

主诉：排尿困难 4 年余。

病史：患者近 4 年来出现排尿困难，小便点滴而出，外院诊断为前列腺增生，予手术治疗，术后症状改善不明显。今为求中医药治疗至王柏枝专家门诊就诊。就诊时症见排尿困难，小便点滴而出，伴乏力、小腹坠胀。舌暗苔黄，舌底脉络曲张，脉细涩。

中医诊断：癃闭；辨证属瘀血阻络证。

治法：化瘀散结，通利水道。

方药：炮甲 10g、土鳖虫 10g、地龙 10g、桃仁 10g、莪术 15g、川芎 15g、生牡蛎 30g、夏枯草 15g、浙贝 10g、海藻 20g、肉桂 5g、淫羊藿 15g、杜仲 15g、怀牛膝 20g、车前子 20g、黄芪 30g、炒白术 12g、猪苓 15g、茯苓 20g、陈皮 10g，14 剂，日 1 剂，水煎服 3 次。

二诊：2023 年 2 月 20 日。服上方后，患者排尿困难较前稍减轻，仍觉乏力明显。守上方加党参 15g，14 剂。

三诊：2023 年 3 月 6 日。患者排尿较前通畅。继予原方调治 3 月余，随访患者，排尿基本通畅。

按语：此案患者亦为前列腺增生，症见排尿困难、小便点滴而出；该患者病史亦长，结合舌暗，舌下脉络曲张，脉细涩，此亦为瘀血阻络证。故治疗上仍以化瘀散结、通利水道为主。予通前丸加减后收到良好治疗效果。二诊时患者诉乏力明显，加党参益气。

医案五：

郭某，男，57 岁，职员。

初诊：2023 年 1 月 16 日。

主诉：夜尿增多 1 年余。

病史：患者近 1 年来出现尿频、夜尿增多，夜尿 5～6 次，超声检查提示前列腺增生，今为求中医药治疗至王柏枝专家门诊就诊。就诊时症见夜尿多，夜尿 6 次，小便量清长，伴疲乏无力、畏寒肢冷、腰膝酸软、大便偏溏。舌淡苔白，脉弱。

中医诊断：尿频；辨证属脾肾阳虚证。

治法：培元补肾，益气养血。

方药：肉桂 5g、制附片 12g、淫羊藿 15g、补骨脂 10g、鹿角胶 10g、益智仁 30g、山药 20g、乌药 10g、覆盆子 20g、菟丝子 15g、枸杞子 15g、熟地黄 15g、山茱萸 20g、当归 15g、丹参 30g、黄芪 30g、炒白术 12g、陈皮 10g、干姜 10g，14 剂，日 1 剂，水煎服 3 次。

二诊：2023 年 1 月 30 日。服上方后，患者尿频改善，精神较前好转，怕冷。守上方制附片改为 15g，鹿角胶改为 15g，14 剂。

三诊：2023 年 2 月 12 日。患者夜尿 3 次。原方继续调治 2 月余，随访患者，症状缓解明显，夜尿 1～2 次。

按语：此案患者为前列腺增生，以尿频为主。王柏枝老师结合多年临床经验，认为本病主要责之于肾虚，肾主小便，肾虚，膀胱气化功能失司，加之脾虚不摄，水液输布失调，则见尿频。但肾虚有阴阳之分，临床应注意区别。该案患者除尿频外，尚见小便量清长、疲乏无力、畏寒肢冷、腰膝酸软、大便偏溏，舌淡苔白，脉弱，为脾肾阳虚之象，故治疗以培元补肾、益气养血为主。拟右归丸加减，方中肉桂、制附片、淫羊藿、补骨脂、鹿角胶、菟丝子、益智仁温补肾阳、固肾气；乌药行气散寒；熟地、枸杞子、山茱萸、覆盆子滋养肾阴，阴中求阳；黄芪、炒白术、山药健脾益气；干姜温补脾阳，资后天以补先天；当归、丹参养血，陈皮行气，使补肾而不滋腻。患者二诊时仍怕冷，故制附片、鹿角胶加量，以加强温阳之力。

医案六：

林某，男，68 岁，退休。

初诊：2023 年 3 月 12 日。

主诉：尿频 1 年余。

病史：患者近 1 年来出现尿频，夜尿增多，外院诊断为前列腺增生，予西药治疗症状改善不明显。今为求中医药治疗至王柏枝专家门诊就诊。就诊时症见尿频，时欲小便而不得尿，伴疲乏无力、口干烦热、手足心发热，大便偏干。舌红少苔，脉细。

中医诊断：尿频；辨证属肾阴亏耗，阴虚内热。

治法：清热坚阴，资肾通关。

方药：生熟地各 15g、山药 15g、牡丹皮 12g、山茱萸 15g、猪苓 10g、滑石

20g、阿胶 10g、茯苓 20g、泽泻 15g、车前子 15g、怀牛膝 20g、生龙骨 30g、生牡蛎 30g、醋龟甲 15g、知母 12g、黄柏 12g、肉桂 5g，14 剂，日 1 剂，水煎服 3 次。

二诊：2023 年 3 月 26 日。服上方后，患者每次小便尿量增多，烦热、神疲乏力改善，口干明显，大便秘结。守上方加葛根 10g、肉苁蓉 15g，生地加量至 30g，14 剂。

三诊：2023 年 4 月 9 日。患者诸症改善。予原方继续调治 1 月余，随访患者，症状基本消失。

按语：此案患者亦为前列腺增生，以尿频为主。但该患者除尿频外，时欲小便而不得尿，伴疲乏无力、口干烦热、手足心发热，大便偏干。舌红少苔，脉细。肾阴亏耗，阴液不足，则时欲小便而不得尿、大便偏干；阴虚内热，则见口干烦热、手足心发热；舌红少苔，脉细亦为阴虚内热之象，故治疗以清热坚阴、资肾通关为主。拟知柏地黄丸合猪苓汤加减，方中生熟地、山药、山茱萸、阿胶滋补肾阴，肉桂温补肾阳，以阳中求阴，车前子、猪苓、怀牛膝、滑石、泽泻、茯苓利水而不伤阴，牡丹皮、知母、黄柏滋阴清热，生龙骨、生牡蛎、醋龟甲清虚热、坚阴散结。患者二诊时口干明显，大便秘结，故在原方基础上重用生地，加葛根生津止渴，肉苁蓉润肠通便。治病求本，故能收到良好的临床治疗效果。

五、生殖系统疾病医案

1. 阳痿

医案一：

武某，男，36岁，工人。

初诊：2018年3月10日。

主诉：阳事不举2个月。

病史：患者婚后性生活基本正常，但由于房事过频，逐渐出现阳事举而不坚现象，并且举阳维持时间短暂，一直未予治疗。近2个月几乎无法勃起而来求治。诊时神情倦怠，周身乏力，四肢发凉，腰膝酸冷，大便偏溏。舌淡胖，苔薄滑，脉沉细。

中医诊断：阳痿；辨证属肾元虚冷，命门火衰。

治法：温肾壮阳，养肝健脾。

方药：右归丸加味。肉桂5g、制附片12g、肉苁蓉12g、补骨脂10g、杜仲15g、淫羊藿12g、鹿角胶10g、韭菜子10g、菟丝子15g、枸杞15g、熟地15g、山药15g、山茱萸15g、三七6g、砂仁10g、当归15g、蜈蚣6g、黄芪30g、炒白术12g、炙甘草6g、干姜6g、莲子10g，14剂，日1剂，水煎服3次。

二诊：2018年3月24日。服上方半个月，四肢发凉、腰膝酸冷及疲倦感减轻，二便可，改用起痿丸（见附录验方10，下同）调理。

三诊：2018年6月30日。服起痿丸3月余，诉阳事已复，但举阳不坚。

四诊：2018年12月29日。续服起痿丸近半年，诸羔悉平，性功能恢复，房事生活正常。

按语：命门火衰多由元气虚弱或肾精耗伤所致。命火为全身阳气之根，乃"生气之源"，对全身各脏腑的生理活动有温煦、推动的作用。所以说："五脏之阳气，非此不能发。"《景岳全书》认为阳痿"火衰者十居七八，而火盛者仅有之耳"。此例患者由于房事失节，恣情纵欲过度，精血亏虚，命门火衰，故阳事不举、四肢发凉、大便偏溏；腰为肾之府，精气亏虚故腰膝酸冷，神疲肢软；舌脉均属肾阳不足，命门火衰之象。方用右归丸加味，肉桂、制附片、肉苁蓉、补骨脂、杜仲、淫羊藿、鹿角胶、韭菜子、菟丝子温肾壮阳；熟地、山药、山茱萸、枸杞滋阴补肾。张景岳《新方八略引》谓："善补阳者，必于阴中求阳，则阳得阴助而生化无穷。"故在多个温阳药中适当配伍滋阴之品。当归、三七、蜈蚣养肝活血通络；黄芪、炒白术、炙甘草、砂仁、干姜、莲子健脾理气，共奏温肾壮阳，养肝健脾之功。起效后改投起痿丸温肾阳，暖命门，补肾精，强宗筋，活血脉，通督兴阳起痿，缓缓图之，则病可愈也。

医案二：

方某，男，40岁，公务员。

初诊：2018年8月3日。

主诉：阳事不举半年。

病史：患者性格冷漠孤僻，郁郁寡欢，因工作压力大，所欲不得，致阳事不举。半年来，服补肾壮阳等药，效均未显。症见面色萎黄，少寐多梦，气短神疲，食少便溏，腰膝酸软，舌淡，苔薄白，脉细弱。

中医诊断：阳痿；辨证属心脾两虚，精血不足。

治法：调理心脾，补肾填精。

方药：归脾汤加味。炙黄芪30g、太子参15g、炒白术12g、茯苓20g、陈皮10g、炙甘草6g、当归15g、丹参30g、炒枣仁20g、茯神10g、远志10g、肉桂3g、淫羊藿15g、鹿角霜15g、肉苁蓉10g、补骨脂10g、菟丝子15g、熟地15g、山药15g、山茱萸15g、五味子10g，14剂，日1剂，水煎服3次。

二诊：2018 年 8 月 17 日。诉夜寐改善，纳谷增加，大便成形，守上方去肉桂，加服起痿丸。

三诊：2018 年 9 月 7 日。上方调治月余，纳可，二便调，寐安神复，性欲好转，续服起痿丸。

四诊：2018 年 12 月 7 日。再服起痿丸 3 个月痊愈，功能正常。

按语：患者因性格及工作压力等原因，思虑过度，劳伤心脾，气血亏虚而致面色萎黄，少寐多梦，气短神疲，食少便溏。脾为后天之本，肾为先天之根，脾虚无以奉养先天，则阳事不举，腰膝酸软。舌淡苔薄白，脉细弱均为气血不足之征。治宜归脾汤加味。炙黄芪、太子参、炒白术、茯苓、陈皮、炙甘草健脾益气；当归、丹参、炒枣仁、茯神、远志、五味子补心养血安神；肉桂、淫羊藿、鹿角霜、肉苁蓉、补骨脂、菟丝子温肾阳；熟地、山药、山茱萸滋肾阴，通过调理心脾、补肾填精而毕其功。

医案三：

崔某，男，45 岁，公务员。

初诊：2021 年 3 月 7 日。

主诉：阳事不举 2 年。

病史：近 2 年来阴茎萎软不起，且日渐加重。诊时阴茎萎软不起，时有梦中举阳，遗精，睡梦中烦热盗汗，咽干舌燥，腰膝酸软。舌质偏红，苔薄少津，脉沉细略数。

中医诊断：阳痿；辨证属肝肾阴虚。

治法：滋养肝肾。

方药：归芍地黄汤加味。当归 10g、白芍 10g、熟地 15g、山药 15g、山茱萸 15g、牡丹皮 15g、茯苓 15g、泽泻 30g、女贞子 20g、桑椹子 12g、制何首乌 12g、太子参 15g、麦冬 12g、五味子 10g、黄连 5g、煅龙骨 30g、煅牡蛎 30g、醋龟甲 20g、知母 12g、黄柏 12g，14 剂，日 1 剂，水煎服 3 次。

二诊：2021年3月21日。服上方半个月，仍觉阳事不举，腰膝酸软，未诉遗精，睡梦中烦热盗汗、咽干舌燥减轻。舌淡红，苔薄少津，脉沉细。上方去知母、黄柏、黄连，加怀牛膝15g、杜仲15g。14剂，日1剂。

三诊：2021年4月25日。服上方月余，诉阳事已复，但举阳不坚，烦热盗汗、咽干舌燥基本消失，腰膝酸软好转。舌淡红苔薄，脉沉细。上方去丹皮、泽泻、醋龟甲，14剂，日1剂。

四诊：2021年5月30日。服上方月余，诉诸症基本消失，性功能恢复，房事生活正常，每周1次，舌淡红，苔薄白，脉细。守上方续服1个月巩固疗效。

按语：历代医家认为阳痿多为虚证，且以肾阳虚为主，而投温肾壮阳之剂，不效者时有发生。王柏枝老师认为，阳痿之病，多责之于肾，但不独归于肾，多见于阳虚，但不唯见于阳虚，临床上肝肾阴虚证也不少见。如《类证治裁》云："伤于内则不起，故阳之痿，多由色欲竭精，所伤太过。"对肝肾阴虚致痿者，王柏枝老师常选用归芍地黄汤加味治疗。归芍地黄汤出自明·秦景明的《症因脉治》，乃六味地黄汤之加味方，方中熟地、山药、山茱萸滋补肝肾之阴；茯苓、丹皮、泽泻清热利湿，六味相配，补中有泻，开合得宜；再配当归、白芍、女贞子、桑椹子、制何首乌养血益阴，使阴血充足，则肝肾阴亏诸症自可恢复；太子参、麦冬、五味子组成生脉散益气生津、敛阴止汗；知母、黄柏配龟甲、熟地合成大补阴丸滋肾阴，降虚火；黄连清心降火；煅龙骨、煅牡蛎亦为王柏枝老师常用药对，具有重镇安神，平肝潜阳，收敛固涩之功，本方以之涩精止遗。

医案四：

华某，男，29岁，未婚（但有性生活）。

初诊：2018年6月10日。

主诉：阳事不举或举而不坚1年。

病史：近1年来，患者阳事不举或举而不坚，曾多方医治，效果不满意，慕名前来就诊。查其前医处方，多为温肾壮阳药。详细询问病史，诉高中时，有频繁手淫史，曾患前列腺炎。诊时伴腰痠肢困，面黄体瘦，纳差神疲，口苦溲黄，阴囊潮湿腥臭。舌质暗，苔黄腻，脉象濡数。

中医诊断：阳痿；辨证属湿热下注，宗筋弛纵。

治法：清热利湿。

方药：龙胆泻肝汤加减。龙胆草 6g、炒栀子 10g、黄芩 10g、柴胡 10g、木通 9g、滑石 30g、泽泻 15g、车前子 15g、生地 12g、当归 12g、苍术 10g、黄柏 10g、炒薏苡仁 30g，7 剂，日 1 剂，水煎服 3 次。

二诊：2018 年 6 月 17 日。服药 1 周，阴囊潮湿好转，小便已清。守上方，去龙胆草、黄柏，7 剂，日 1 剂，水煎服 3 次。

三诊：2018 年 6 月 24 日。服上方 1 周，湿热减，纳谷增，精力渐佳，改服起痿丸调治。

四诊：2018 年 9 月 30 日，服起痿丸 3 个月，举阳恢复，性欲可达。尔后续服 3 个月，随访感觉良好。

按语：综观病情，该患者有慢性前列腺炎病史。慢性前列腺炎病情日久，可影响男性性功能与生育能力。阳痿之为病，张景岳《景岳全书·阳痿》曰："凡男子阳痿不起，多由命门火衰，精气虚冷，或以七情劳倦，损伤生阳之气，多致此证；亦有湿热炽盛，以致宗筋弛缓，而为痿弱者。"本例乃湿热阻滞宗筋而致宗筋弛纵，阴茎痿弱不用。故以龙胆泻肝汤加减治疗。方中龙胆草、炒栀子、黄芩清肝泄热；木通、滑石、泽泻、车前子清利湿热；苍术、黄柏、炒薏苡仁有四妙散之意，燥湿清热；柴胡疏肝理气，生地、当归滋阴养血，清热燥湿而无伤阴之弊。

医案五：

陈某，男，41 岁。

初诊：2019 年 12 月 5 日。

主诉：性功能障碍 1 年。

病史：患者近 1 年来由于性事频繁，渐出现阳事不举。自诉有性需求，但无法勃起，常感四肢发凉，腰膝酸冷，周身乏力，尿频多，大便偏稀。舌淡胖，苔薄滑，脉沉细。

中医诊断：阳痿；辨证属下元亏虚，肾阳不足。

治法：温肾助阳。

方药：肉苁蓉 20g、巴戟天 20g、补骨脂 20g、杜仲 20g、鹿角胶 25g、菟丝子 20g、枸杞 20g、熟地 30g、山药 20g、山茱萸 20g、三七 10g、砂仁 10g、当归 20g、黄芪 30g、生晒参 15g（另煎）、陈皮 12g、柏子仁 15g、酸枣仁 15g，14 剂，每日 1 剂，水煎服 3 次。

二诊：2019 年 12 月 19 日。服上方半个月，乏力明显改善。勃起功能已经恢复，但硬度不够。舌淡，苔薄白，脉弦细。改服用起痿丸 3 个月。

三诊：2020 年 3 月 5 日。患者诉诸症消失，性功能恢复正常，持续 10min 左右，性事满意。

按语：《素问·阴阳应象大论》记载，"年四十，而阴气自半也，起居衰矣。"此患者起病缓慢，病程较长，有性欲，但勃起障碍，心有余而力不足，伴腰酸肢冷，舌淡胖脉沉，典型肾阳亏虚不能温煦之象，治以温肾助阳。本方源于王柏枝老师经验方"起痿丸"加减而成，具有温肾阳、暖命门、补肾精、强宗筋、活血脉、健脾养肝、兴阳起痿的功效。初诊，恐助阳太过，致壮火食气，故去蜈蚣、鹿茸。加甘、酸之酸枣仁养肝宁心安神。《本草切要》："酸枣，性虽收敛而气味平淡，当佐以他药，方见其功，如佐归、参，可以敛心；佐归、芍，可以敛肝。"与起痿丸中当归、人参相伍，防心神不宁。柏子仁宁心安神，《本草备要》记载柏子仁："辛甘而润。其气清香，能透心肾而悦脾。养心气，润肾燥，助脾滋肝，益智宁神养心。"酸枣仁、柏子仁合用先定其心志，勿使心火急躁而耗伤肾精心血。山药固肾益精，《药品化义》记载："山药，温补而不骤，微香而不燥。"该方经过化裁，温热之力稍减，配以养肝安神，使得肾阳得温，肝阴得补，心神得宁，缓缓图之。二诊症状缓解，在改善症状的基础上，使用起痿丸，一借疗效乘胜追击；

二借药势以断病根，防止复发；三是丸者缓也，慢病缓调，以固根基。

医案六：

黄某，男，26岁。

初诊：2020年6月12日。

主诉：阳痿3个月。

病史：患者近3个月阳痿，并伴有早泄，约2min即泄，每月性生活约1次，感口干、口苦、爱出汗，多睡，多梦，大便溏。舌质红，苔黄腻，脉弦细。

中医诊断：阳痿；辨证属肝胆湿热。

治法：疏泄肝胆，健脾祛湿。

方药：柴胡10g、法半夏15g、酒黄芩15g、生龙骨20g、生牡蛎20g、苍术15g、萆薢15g、桂枝15g、生白芍15g、生姜（鲜）15g、大枣15g、甘草15g、栀子15g、知母15g、党参15g、酒萸肉30g，14剂，日1剂，水煎服3次。

二诊：2020年6月26日。患者诉勃起较前明显改善，仍有早泄，时间较前延长。舌质红，苔薄，脉弦细。守上方加淫羊藿15g、枸杞子15g、菟丝子15g，14剂，日1剂，水煎服3次。

三诊：2020年7月10日。患者诉性功能明显改善。嘱服起痿丸1个月善后。

按语：患者肝气不舒，郁而生热，肝胆湿热，灼烤宗筋，阴茎受湿热阻滞而气血运行不畅，阴茎失养而发阳痿病。正如《灵枢·经筋》记载："热则筋弛纵不收，阴痿不用。本方由小柴胡汤化裁，方中柴胡清肝热，疏少阳之气，使中州转输如衡；佐以黄芩、栀子苦寒清湿热，以遵"苦能坚阴"之旨。《临证指南医案》说："更有湿热为患者，宗筋必弛纵而不坚举，治用苦味坚阴，淡渗去湿，湿去热清。"再佐以知母养阴清热；配以生龙骨、生牡蛎固精涩汗，并以安神；因肝病易乘脾犯胃，予党参、山茱萸健脾胃。早泄严重时可伴阳痿，阳痿又常伴早泄，治疗时当互参。阳痿之病，须知其与肝、脾、心之不可分割之关联，不可一味壮阳，从整体上辨证论治，调和阴阳，平衡五脏，全面兼顾方能奏效。

医案七：

姜某，男，51岁。

初诊：2022年6月20日。

主诉：勃起障碍2年。

病史：患者2年来有欲望，但无法勃起，常自汗，纳可，失眠多梦，夜间1时易醒，大便偏稀。舌质淡，苔薄，有裂纹，脉沉细。既往有前列腺增生病史。

中医诊断：阳痿；辨证属肝肾亏虚，心血不足。

治法：滋补肝肾，健脾安神。

方药：当归30g、生白芍20g、柴胡15g、茯苓15g、白术15g、炙甘草10g、芡实30g、黄芪30g、桂枝10g、酒萸肉20g、煅龙骨20g（先煎半小时）、煅牡蛎20g（先煎半小时）、酸枣仁15g、党参15g、枸杞15g，14剂，水煎服，日1剂。

二诊：2022年7月4日。患者睡眠改善，凌晨3时醒。有勃起，大便成形。舌尖红，苔薄白，脉沉细。守上方加栀子15g，14剂，水煎服，日1剂。

三诊：2022年7月21日。患者睡眠改善，有勃起，自汗改善，有时耳鸣，大便可。舌质红，苔薄白，脉沉细。守上方加菖蒲15g，14剂，水煎服，日1剂。

四诊：2022年8月4日。患者睡眠改善，凌晨5时左右醒。出汗改善，未再耳鸣。勃起可，有早泄。舌质淡，苔薄白，脉沉细，守上方加蜈蚣2条。14剂，水煎服，日1剂。

五诊：2022年8月18日。患者性事正常，嘱其服用起痿丸3个月善后。

按语：《寿世保元》记载，"气竭肝伤，男人则精液衰少。"先生常说："常人多认为阳痿与阳虚有关，病虽在肾，不独为肾；病虽属阳，不能唯阳。"肝主筋，阳痿从肝入手，方用逍遥散加减，一则疏肝，二则健脾。加黄芪、党参健脾益气，芡实、山茱萸、龙骨、牡蛎敛气固精，酸枣仁益肝安神敛汗。枸杞补肝肾，佐以少许桂枝温阳化气。二诊舌尖红，有阴虚之象，加栀子清心热养阴。三诊患者有耳鸣，加菖蒲开窍。四诊加蜈蚣温阳走串，固散并用，以固本培元。对于中老年有性需求的阳痿男性，治疗为求速效而过用壮阳之品，易伤肾液肝阴，需要缓缓图之。

医案八：

赵某，男，44岁。

初诊：2021年8月27日。

主诉：性功能障碍6个月。

病史：患者自从2月新冠阳性康复之后，出现性功能障碍，无法勃起。口苦，口臭，颈项和腰椎疼痛，气短，活动后易出汗。阴囊潮湿，大便偏稀。夜间睡眠欠佳，3～4h。舌质淡，苔薄黄，脉弦数。

中医诊断：阳痿；辨证属脾虚湿热内蕴。

治法：健脾清热利湿。

方药：萆薢15g、黄连10g、苍术15g、黄芪30g、法半夏10g、党参15g、茯苓15g、桂枝10g、白术15g、炙甘草10g、煅龙骨30g（先煎半小时）、煅牡蛎30g（先煎半小时）、白芍15g、川芎15g、升麻15g，14剂，水煎服，日1剂。

二诊：2021年9月10日。诉能勃起，硬度不够，睡眠好转。余无改善。舌质淡，苔薄黄，脉弦数。守上方加干姜6g、芡实30g，14剂。

三诊：2021年9月24日。诉易汗出，无法勃起，腰膝酸软，大便不成形，睡眠欠佳。舌质淡，有齿痕，苔薄白，脉沉细。守上方加九香虫10g，14剂。

四诊：2021年10月8日。患者诉症状好转，服用起痿丸3个月善后。

按语：患者感受新冠之邪，中医认为新冠乃湿邪为患，日久湿热内生，灼烤宗筋，气血受湿阻，失养不充，阴茎受热而痿废弛长，故发阳痿病。正如《灵枢·经筋》记载："热则筋弛纵不收，阴痿不用。"本患者以湿热为主，因此在治疗上，初诊健脾清热化湿，萆薢、黄连、苍术清湿热。黄芪、党参、白术健脾除湿，法半夏燥湿；茯苓利水渗湿；桂枝温阳化气。佐以煅龙骨、煅牡蛎固涩，白芍清肝热，川芎行气，升麻清热。本方共奏健脾清热利湿之功。二诊患者有改善，加干姜温阳化湿，芡实益肾固精，健脾除湿。三诊患者汗出，腰酸软，有阳气亏虚之象，加九香虫温中助阳。最后起痿丸以资巩固。

医案九：

李某，男，36岁。

初诊：2022年5月12日。

主诉：勃起障碍2年。

病史：患者有欲望，但无法勃起，常自汗，口干口苦，纳可，失眠多梦，大便偏稀。舌质红，苔黄腻，有裂纹，脉沉细。

中医诊断：阳痿；辨证属肝肾亏虚，湿热内蕴。

治法：清热利湿，温补肝肾。

方药：龙胆草10g、栀子10g、泽泻15g、车前子15g、黄芩15g、黄连10g、白术30g、苍术15g、法半夏10g、柴胡15g、淫羊藿15g、巴戟天15g、黄芪30g、菟丝子15g、杜仲15g、甘草10g、韭菜子15、白芍15g、阳起石15g，14剂，水煎服，日1剂。

二诊：2022年5月26日。患者症状好转，服用起痿丸2个月善后。

按语：《灵枢·经筋》记载，"热则筋弛纵不收，阴痿不用。"湿热内生，灼烤宗筋，阴茎受湿热阻滞而气血运行不畅，阴茎失养也可发阳痿病。《景岳全书》说："亦有湿热炽盛，以至宗筋弛纵。"该患者有湿热之象，同时也有脾虚之征，因此不能单纯清湿热，以防伤阳。本方主要以泄肝经湿热之经典方龙胆泻肝汤加减。方中龙胆草清肝经湿热，佐以黄芩、栀子清热燥湿，以遵"苦能坚阴"之旨。泽泻、车前子导热随尿而出。《临证指南医案》说："更有湿热为患者，宗筋必弛纵而不坚举，治用苦味坚阴，淡渗去湿，湿去热清。"配合黄芪益气健脾，白芍养肝阴，淫羊藿、巴戟天、菟丝子、杜仲、韭菜籽、阳起石等众多温肾之品，一则温肾阳以化湿，二则防苦寒太过伤阳。因此本方清补并用，寒热同方，标本兼顾。

2. 早泄

医案一：

兰某，男，34岁，公司职员，已婚。

初诊：2022年3月6日。

主诉：房事时间短2年余。

病史：2年多来，有欲念即阳事易举，但房事时间短，甚则临房即泄，时有遗精，伴头晕耳鸣，咽干舌燥，腰膝酸软，潮热盗汗。舌质偏红，苔薄少津，脉沉细略数。

中医诊断：早泄；辨证属阴虚火旺。

治法：滋阴降火。

方药：知柏地黄丸加味。知母15g、黄柏15g、生熟地各15g、山药15g、山茱萸15g、牡丹皮15g、茯苓15g、泽泻30g、醋龟甲20g、女贞子20g、旱莲草30g、麦冬12g、五味子10g、黄连6g、砂仁6g、当归10g、白芍10g、芡实30g、金樱子30g、刺蒺藜30g，14剂，日1剂，水煎服3次。

二诊：2022年3月20日。服上方半个月，同房时间稍延长，未诉遗精。潮热盗汗、咽干舌燥减轻，仍觉腰膝酸软。舌淡红苔薄少津，脉沉细。上方去知母、黄柏、黄连，加怀牛膝15g、杜仲15g，14剂。

三诊：2022年4月24日。服上方月余，诉早泄及腰膝酸软明显好转。潮热盗汗、咽干舌燥基本消失，舌淡红苔薄，脉沉细。上方去生地、丹皮、泽泻、醋龟甲，14剂。

四诊：2022年6月26日，服上方2月余，诉诸症基本消失，房事生活和谐，舌淡红苔薄白，脉细。守上方续服1个月巩固疗效。

按语：患者久病，耗伤阴津，致虚火上炎，阴虚火旺，水火不济，心肾不交，故有欲念即阳事易举，但房事时间短，甚则临房即泄。拟知柏地黄丸加味滋阴降火。药用知母、黄柏、生地、山药、山茱萸、牡丹皮、茯苓、泽泻、醋龟甲滋阴降火；黄连清心火；砂仁温肾下气，引火归元；当归、白芍、熟地补养肝血；女贞子、旱莲草滋补肝肾；麦冬、五味子补肺敛阴；芡实、金樱子、刺蒺藜健脾补肾固精。俾使肾水充足，心火得降，脾统得力，则早泄可愈。

医案二：

令某，男，30岁，工人，已婚。

初诊：2013年5月19日。

主诉：房事时间短2年。

病史：患者结婚2年，性欲逐渐减退，虽举阳尚可，但房事时间日渐缩短，不能满足要求，伴神疲乏力，头晕耳鸣，口干咽干，腰膝酸冷，遂前来就诊。舌质淡，苔薄白，脉沉细弱。

中医诊断：早泄；辨证属肾气不固，阴阳两虚。

治法：补肾固精。

方药：右归丸合金锁固精丸加减。肉桂5g、巴戟天12g、淫羊藿12g、肉苁蓉12g、蛇床子10g、锁阳12g、菟丝子15g、枸杞15g、熟地15g、山药15g、山茱萸15g、女贞子15g、五味子10g、当归15g、煅龙骨30g、煅牡蛎30g、芡实30g、金樱子30g、沙苑子30g、黄芪30g、莲子10g。14剂，日1剂，水煎服3次。

二诊：2013年6月2日。服上方14剂，腰膝酸冷有好转，精神转佳，仍感口干、咽干。守上方，去肉桂，改枸杞、女贞子各20g，28剂。

三诊：2013年7月7日。服上方月余，纳食可，精力可。同房时间延长。

四诊：2013年10月6日。上方调理3个月，诉诸恙悉平，面红有光，精力正常，患者非常满意。

按语：此例肾气亏虚，蛰藏失职，精关不固，故早泄，神疲乏力。头晕耳鸣，口干、咽干为肝肾阴虚之象，腰膝酸冷为阳虚所致。舌质淡，苔薄白，脉沉细弱为肾阴阳两虚之征。治疗当以补肾固精为要。方中肉桂、巴戟天、淫羊藿、肉苁蓉、蛇床子、锁阳、菟丝子温肾壮阳；枸杞、熟地、山药、山茱萸、女贞子、五味子滋阴补肾；黄芪、当归补气养血；煅龙骨、煅牡蛎、芡实、金樱子、沙苑子、莲子健脾补肾固精。使肾气得充，精关得固，则早泄可愈。

医案三：

赵某，男，31岁，职员。

初诊：2020年9月16日。

主诉：频繁自慰15年，早泄1年。

病史：患者自青春期开始自慰，每周2～3次，每次自慰后有羞耻感，但无法克服。自28岁结婚后，初始性生活尚可，近1年来出现早泄，感乏力，腹胀。舌质淡，苔薄黄，脉弦细。

中医诊断：早泄；辨证属肝郁脾虚。

治法：疏肝解郁，健脾补肾。

方药：当归15g、白芍15g、醋北柴胡15g、茯苓15g、白术15g、炙甘草10g、薄荷10g、桂枝15g、龙骨20g（先煎）、牡蛎30g（先煎）、川芎15g、法半夏15g、黄连10g、麸炒枳壳15g、黄芪30g、淫羊藿15g，14剂，日1剂，水煎服3次。

二诊：2020年9月30日。患者诉乏力、腹胀好转，性功能较前改善。舌质淡，苔薄白，脉弦细。守上方加芡实30g、蜈蚣2条，14剂。

三诊：2020年10月14日。患者未诉不适，性生活正常。嘱服逍遥丸善后。

按语：《灵枢·经脉》指出，"肝足厥阴之脉……入毛中，过阴器。"肝主疏泄，调男性之精溺，故早泄与肝密切相关。当夫妻性生活出现异常，未达到理想的状态时，往往男方会产生诸如自卑、抑郁等消极情绪。肝气郁结，心肝火旺，损脾及肝，宗筋失养，亦可引起早泄。降低患者羞耻感，可以促进家庭和谐，提高生活质量。逍遥散有疏肝解郁，健脾养血之功，多用于情志不畅。方中柴胡疏肝理气，当归活血行气，白芍柔肝缓急，茯苓、白术健脾养血，酌加薄荷轻宣透达肝经之郁热。二诊加芡实固肾健脾，蜈蚣辛、温，灵动走串之性甚强，两药固散并用，以固本培元。

医案四：

金某，男，48岁。

初诊：2021年3月16日。

主诉：早泄1个月。

病史：患者勃起功能正常，但性交1min即泄，胸胁部常有胀闷感。饮食、睡眠、二便正常。舌质淡，苔滑，左脉弦，右沉细。

中医诊断：早泄；辨证属肝郁脾虚。

治法：疏肝解郁，补脾益肾。

方药：北柴胡15g、当归15g、白芍15g、茯苓15g、白术15g、枳壳15g、川芎15g、香附15g、炙甘草10g、酒萸肉20g、金樱子肉15g、芡实30g、煅龙骨30g、煅牡蛎30g、淫羊藿15g、山药15g、菟丝子15g，14剂，水煎服，日1剂，分3次服。

二诊：2021年3月30日。诉早泄无明显改善，余无不适。舌质淡，苔薄白，左侧脉弦，右侧沉细。守上方加枸杞15g、莲子15g、巴戟天15g，14剂。

三诊：2021年4月14日。患者症状明显改善，服用固泄丸（见附录验方11，下同）3个月善后。

按语：《临证指南医案》记载，"若夫少壮及中年患此，则有色欲伤及肝肾而致者。"肝失疏泄、脾失升清、肾失固涩均可导致早泄的发生。治疗上可从肝、脾、肾入手。情绪起伏或感怀不畅，肝经气机乖戾，失其宣畅，玉茎不举。逍遥散有疏肝解郁，健脾养血之功，多用于情志不畅；山药、金樱子、山茱萸、煅龙骨、煅牡蛎、莲子肉固精强本；配合芡实、山药、菟丝子、淫羊藿，补散并用，肝脾同治，效果颇佳。

医案五：

刘某，男，29岁。

初诊：2021年5月12日。

主诉：早泄 1 个月。

病史：患者早泄，约 1min。睡眠欠佳，五心烦热，手足心怕热，易出汗。患者经常熬夜学习，约凌晨 2 点上床。对热敏感，温度升高出荨麻疹，平时服用抗过敏药。舌质红，苔少，脉沉细。

中医诊断：早泄；辨证属阴虚火旺。

治法：滋补肝肾，养阴清热。

方药：生地黄 30g、山药 15g、山茱萸 15g、丹皮 15g、泽泻 15g、茯苓 15g、白芍 15g、当归 15g、柴胡 15g、煅龙骨 20g（先煎）、煅牡蛎 30g（先煎）、酸枣仁 15g、栀子 10g、芡实 30g、炙甘草 10g，14 剂，水煎服，日 1 剂。

二诊：2021 年 5 月 26 日。患者未再早泄，性事和谐，予以固泄丸善后。

按语：《寿世保元》记载，"气竭肝伤，男人则精液衰少。"肝体阴而用阳，方用滋水清肝饮加减，滋补肝肾，养阴清热。滋水清肝饮乃六味地黄丸加当归、白芍、枣仁、柴胡而成。方中生地黄滋阴清热为君；白芍、酸枣仁、山茱萸清养之品柔肝养血而为臣药；茯苓、山药健脾助运；丹皮、泽泻、栀子清热；佐以少量柴胡，以斡旋少阳枢机，气机宣散，病易解除。当归辛、温，归心、肝、脾经，活血行气。《本草正》记载："当归，其味甘而重，故专能补血，其气轻而辛，故又能行血，补中有动，行中有补，诚血中之气药，亦血中之圣药也。"加用具有固涩之煅龙骨和煅牡蛎以固精。

医案六：

赵某，男，38 岁。

初诊：2021 年 8 月 12 日。

主诉：早泄 1 年。

病史：患者 1 年来早泄，约 2min 即泄，甚至出现无法勃起。腰膝酸软、五心烦热，手足心热，易出汗。睡眠欠佳，舌质淡，苔薄白，脉沉细数。既往年少时常自慰，婚后性生活尚可。

中医诊断：早泄；辨证属阴虚火旺，精关不固。

治法：益肾固精，养阴清热。

方药：莲须20g、莲子20g、芡实30g、煅龙骨20g、煅牡蛎30g、党参20g、黄精15g、生地15g、茯苓15g、栀子15g、炙甘草10g、白术30g、北柴胡10g、枸杞15g，14剂，水煎服，日1剂。

二诊：2021年8月26日。患者腰部不适好转，双下肢酸软。口干、口苦。勃起无障碍，大便偏稀，每日2次。舌质淡，齿痕明显，脉弦细数。守上方加郁金15g、葛根15g，14剂，水煎服，日1剂。

三诊：2021年9月9日。患者诉大便稀，每日1～2次。腰酸软，略口干、口苦。舌质淡，齿痕明显，脉弦细。守上方加山药15g，14剂。

四诊：2021年9月23日。患者性事正常，服用固泄丸3个月善后。

按语：中医治泄，可以改善患者的性功能，提高患者的生活质量。王柏枝老师指出：痿随泄来，泄久必痿，因此泄为痿之渐，痿为泄之甚，两者均与肾最为相关。初诊益肾固精，用金锁固精丸，该方药物多性平或凉，一取寒性收涩之功，二取清热养阴之效。配以党参、白术、茯苓健脾益气，黄精、生地、枸杞滋肾水，柴胡疏肝气。二诊用葛根，取其升提之效，以防肾精下泄；加郁金解肝郁，清心热。三诊加山药健脾，以补后天，充养先天。究其根本，早泄发生以肾气不固、脾气不升为本，肝失疏泻为标，或有阴虚，或有内热。根据不同时期的发病特点，或疏肝、或健脾、或祛湿、或养肝、或补肾，各有侧重，既可相熔于一炉，亦可单独择机使用，以期为本病的中医药治疗提供一点借鉴。

医案七：

张某，男，30岁。

初诊：2022年5月19日。

主诉：早泄2个月。

病史：患者婚后性生活正常，近2个月来早泄，约1min，余无不适。舌质淡，苔薄白，脉沉细。

中医诊断：早泄；辨证属精关不固。

治法：益肾固精。

方药：莲须20g、莲子20g、芡实30g、煅龙骨20g（先煎半小时）、煅牡蛎20g（先煎半小时）、黄芪30g、白术15g、沙苑子15g、菟丝子15g、炙甘草10g，14剂，水煎服，日1剂。

二诊：2022年6月2日。患者诉症状好转，服用固泄丸3个月善后。

按语：早泄其本在肾，肾封藏不固，精液外流乃其根源，治疗时宜固宜补，需补益精血，固精外泄。通常认为早泄与肾阳亏虚有关，但是早泄不能单从肾阳入手。肾阳亏虚多致阳事不举，肾阴虚因其内热扰动精室，故早泄以阴虚为多，或见阴阳两虚。其辨证有阴虚火旺、肾气不固或阴阳两虚之不同。治疗当以滋阴补肾益精为主，火旺者兼降火，阳虚者兼温阳。该患者仅以早泄为主，正属壮年，阳虚之证并不明显，结合舌脉，治疗上需要平调脾肾，用金锁固精丸固肾涩精。加黄芪、白术益气健脾，并予温阳之沙苑子、菟丝子微微生肾气，以助肾之固涩之力。

3. 遗精

医案一：

鲜某，男，23岁，未婚。

初诊：2013年4月7日。

主诉：遗精3年。

病史：患者3年来经常梦遗，且日渐频繁，现每周1～2次，遂来就诊。

刻下症：少寐多梦，梦则遗精，阳事易举，心中烦热，头晕目眩，口苦胁痛，腰膝酸软，小溲短赤，舌红，苔薄黄，脉弦细数。

中医诊断：遗精；辨证属心肾不交，相火偏亢。

治法：清心滋肾，固精止遗。

方药：三才封髓丹合黄连清心饮加减。天冬12g、麦冬12g、生地15g、黄柏

15g、黄连 6g、灯心草 3g、甘草 6g、茯神 12g、远志 10g、柏子仁 10g、五味子 10g、炒栀子 10g、丹皮 10g、煅牡蛎 30g、莲子 10g、芡实 30g、金樱子 30g，7剂，日 1 剂，水煎服 3 次。

二诊：2013 年 4 月 14 日。1 周未遗精，夜寐欠安，舌红苔薄，脉弦细。上方去黄连、黄柏，加酸枣仁 20g，14 剂。

三诊：2013 年 4 月 28 日。前症悉减，舌红苔薄，脉弦细。上方去栀子，加莲须 10g，7 剂。

随访 3 月余，每月遗精 2 次，余无明显不适。

按语：《济生方·白浊遗精论治》指出，心火上炎而不息，肾水散漫而不归。王柏枝老师治疗遗精注重交通心肾，心肾不交，相火偏亢者用三才封髓丹合黄连清心饮加减以清心滋肾，合金锁固精丸以补肾涩精；阴虚火旺者，用知柏地黄丸加减以滋阴泻火；肝胆湿热扰心用龙胆泻肝汤加减以清热利湿止遗。此例患者少寐多梦，梦则遗精，阳事易举，心中烦热，头晕目眩，口苦胁痛，腰膝酸软，小溲短赤，舌红，苔薄黄，脉弦细数，中医辨证属心肾不交，相火偏亢。治以清心滋肾，固精止遗，予三才封髓丹合黄连清心饮加减治疗。方中天冬、麦冬、生地滋肾水；黄柏、黄连、灯心草清心火；丹皮清热凉血，炒栀子泻火除烦；茯神、远志、五味子养心安神；煅牡蛎、莲子、芡实、金樱子潜镇固涩止遗；甘草调和诸药，使心肾相交，则遗精焉能不愈。

医案二：

操某，男，25 岁，学生，未婚。

初诊：2019 年 5 月 12 日。

主诉：遗精 3 个月。

病史：近 3 个月来，遗精频作，每周 1～2 次，茎冷精冷，伴神疲乏力，腰酸腿软，夜寐欠佳，记忆力减退，遂前来就诊。舌质淡，苔薄白，脉沉细弱。频繁手淫史。

中医诊断：遗精；辨证属肾气不固。

治法：温补下元，固藏止遗。

方药：右归丸合金锁固精丸加减。淫羊藿 12g、肉苁蓉 12g、补骨脂 10g、杜仲 15g、鹿角胶 10g、菟丝子 15g、枸杞 15g、熟地 15g、山药 15g、山茱萸 15g、煅龙骨 30g、煅牡蛎 30g、沙苑子 30g、芡实 30g、金樱子 30g、莲子 10g、当归 15g、黄芪 30g，14 剂，日 1 剂，水煎服 3 次。

二诊：2019 年 5 月 26 日。服上方 14 剂，遗精减少，约 1 周 1 次，茎冷精冷症状亦有改善，精神转佳。守上方去补骨脂，加怀牛膝 15g。

三诊：2019 年 6 月 30 日。服上方月余，遗精 2～3 周 1 次，腰酸腿软，记忆力减退好转，纳食可，精力可。守上方去淫羊藿、鹿角胶，加远志 10g。

四诊：2019 年 8 月 25 日。上方调理 2 个月，诉遗精间隔时间在 1 个月以上，睡眠改善，精神佳，诸恙悉平。

按语："肾者，主蛰，封藏之本，精之处也。"肾脏职司精室闭藏施泄，开启窍道精关。患者频繁手淫，损阴耗阳，致使下元虚惫，精室失其闭藏固摄之职而遗精频作。正如《证治要诀》所云："有色欲太过，而滑泄不禁者。"治疗当温补下元，固藏止遗，用右归丸合金锁固精丸加减。方中淫羊藿、肉苁蓉、补骨脂、杜仲、鹿角胶、菟丝子温肾壮阳；枸杞、熟地、山药、山茱萸滋阴补肾；煅龙骨、煅牡蛎、沙苑子、芡实、金樱子、莲子固精止遗；当归、黄芪为当归补血汤原方，补气养血。若气血充足，肾气得固，则止遗可期。

医案三：

王某，男，35 岁，私营业主，已婚。

初诊：2023 年 3 月 12 日。

主诉：遗精 3 个月。

病史：患者婚后房事不节制，贪欲过度，近 3 个月来虽有房事，但仍遗精，约 2 周 1 次，且房事时间短，伴头晕耳鸣，咽干舌燥，腰膝酸软。舌质偏红，苔薄少津，脉沉细。

中医诊断：遗精；辨证属肾阴亏虚。

治法：养阴滋肾，固精止遗。

方药：归芍地黄汤合金锁固精丸加减。当归 10g、白芍 10g、熟地 15g、山药 15g、山茱萸 15g、牡丹皮 12g、女贞子 15g、桑椹 12g、枸杞 15g、麦冬 12g、五味子 10g、知母 10g、黄柏 12g、煅龙骨 30g、煅牡蛎 30g、芡实 30g、金樱子 30g、莲子 10g、沙苑子 20g，14 剂，日 1 剂，水煎服 3 次。

二诊：2023 年 3 月 26 日。服上方半个月，头晕耳鸣、咽干舌燥减轻。仍有遗精，但距上次遗精约 3 周。腰膝酸软，房事时间短。舌淡红，苔薄少津，脉沉细。上方去知母、黄柏，加怀牛膝 15g、杜仲 15g，14 剂。

三诊：2023 年 4 月 30 日。服上方月余，诉遗精、头晕耳鸣、咽干舌燥基本消失，早泄及腰膝酸软好转。舌淡红苔薄，脉沉细。上方去丹皮、麦冬、五味子，14 剂。

四诊：2023 年 6 月 4 日。服上方月余，诉诸症基本消失，未遗精，房事生活正常。舌淡红，苔薄白，脉细。守上方续服 1 个月巩固疗效。

按语：本案患者虽已结婚，有房事生活，但仍出现遗精，究其原因总由色欲太过所致。房劳过度，肾精受损导致肾阴亏虚而出现遗精诸症。治疗当以归芍地黄汤合金锁固精丸加减养阴滋肾，固精止遗。方中知母、黄柏、熟地、山药、牡丹皮、山茱萸清热坚阴；女贞子、桑椹、枸杞养阴滋肾；当归、白芍、麦冬、五味子敛肺养肝；煅龙骨、煅牡蛎、芡实、金樱子、莲子、沙苑子固涩止遗。本例治疗效果明显，但嘱咐患者节制房事仍是关键。

医案四：

柴某，男，32 岁，私企业务员，已婚。

初诊：2017 年 8 月 13 日。

主诉：遗精反复发作 3 年。

病史：患者虽已婚，但仍有遗精，反复发作已达3年。现体质壮实，声高洪亮。每周约遗精1次，精液黏稠色黄，烦躁多梦，口苦咽干，易汗出，小便色黄灼热，酒后及情志不畅时诸症加重。舌质红，苔黄腻，脉弦滑。询其生活，知其嗜酒成癖，喜肥甘厚味。

中医诊断：遗精；辨证属湿热下注。

治法：清利固涩。

方药：导赤散合程氏萆薢分清饮加减。生地12g、竹叶10g、木通9g、甘草6g、炒栀子10g、赤芍10g、茯苓20g、泽泻15g、车前子15g、滑石20g、薏苡仁30g、萆薢30g、菖蒲10g、黄柏10g、苦参10g、五味子10g、煅牡蛎30g、芡实30g、金樱子20g，7剂，日1剂，水煎服3次。

二诊：2017年8月20日。服药后，遗精次数减少，舌苔减，脉濡。热势渐衰，恐苦寒伤胃，上方去赤芍、炒栀子、黄柏，14剂。

三诊：2017年9月24日。服药月余，诸症消失。

按语：此例遗精，辨证属酒浆肥味过度，湿热下注，逼精外泄。遂拟导赤散合程氏萆薢分清饮加减清利固涩。方中生地、竹叶、木通、甘草为导赤散原方清心火，除下移小肠之热；程氏萆薢分清饮配合炒栀子、赤芍、滑石、薏苡仁、泽泻、苦参清热利湿、分清化浊；煅牡蛎、芡实、金樱子、五味子固精止遗。俾湿去热清，则遗精可止。

六、内科杂病医案

1. 失眠

医案一：

王某，男，38岁，企业职工。

初诊：2020年6月5日。

主诉：睡眠不佳半年。

病史：患者诉近半年来睡眠不佳，在当地医治时有反复，依赖艾司唑仑口服，慕名求治。症见睡眠不佳，头晕耳鸣，心烦燥热，盗汗遗精，腰膝酸软，咽干神疲。舌红苔薄，脉细数。

中医诊断：不寐；证属肾阴亏虚，心肾不交。

治法：滋养肾阴，交通心肾。

方药：养心安神汤（见附录验方12，下同）加减。茯神12g、远志10g、麦冬12g、五味子10g、合欢花10g、灵芝20g、丹参30g、炒枣仁20g、大枣10g、炒白术10g、炙甘草6g、黄芪30g、柏子仁10g、熟地15g、山药15g、山茱萸15g、黄连15g、肉桂3g，14剂，水煎服，每日3次。

二诊：2020年6月19日，遗精、盗汗改善，能入睡。守上方去黄连、肉桂，加芡实30g、金樱子20g续服。

三诊：2020年7月19日，诉睡眠可，遗精止，腰膝酸软好转。守上方，加女贞子10g、旱莲草10g，14剂，巩固调治。

按语：失眠即"不寐"，是以经常不能获得正常睡眠为特征的一类病症。多为情志所伤、饮食不节、劳逸失调、久病体虚等因素引起脏腑功能紊乱，气血失和，阴阳失调，阳不入阴而发病。病位主要在心，涉及肝、胆、脾、胃、肾，病性有虚有实，且虚多实少。不寐的治疗应注意调整脏腑气血阴阳，在辨证论治的基础上重在养心安神。神安则寐，神不安则不寐。王柏枝老师在实践中总结出养心安神汤，效验颇丰。

盖心主火，肾主水，水火相济，心肾交通，则阴阳和调。该患者水火不济，心肾不交，平衡失调则会出现心烦不寐，盗汗遗精，咽干燥热等症；而头晕耳鸣，腰膝酸软、舌红苔薄、脉象细数均为肾阴亏虚之征。故拟养心安神基本方加熟地滋阴补肾，山茱萸补益肝肾并能涩精，山药补益脾阴亦能固精，黄连、肉桂交通心肾，使心肾交通，水火相济，平衡得调，肾阴得养，精亏得补，则失眠乃愈。

医案二：

朱某，女，35 岁，中学老师。

初诊：2020 年 10 月 5 日。

主诉：睡眠不佳 3 个月。

病史：患者诉产时有大出血病史，产后 3 个月不能入睡，面色萎黄，多梦易醒，心悸神疲，口淡乏味，食后腹胀，舌质淡，苔薄白，脉细缓。

中医诊断：不寐；证属心脾两虚。

治法：补益心脾。

方药：养心安神汤加减。茯神 12g、远志 10g、麦冬 12g、五味子 10g、合欢花 10g、灵芝 20g、丹参 30g、炒枣仁 20g、大枣 10g、炒白术 10g、炙甘草 6g、黄芪 30g、柏子仁 10g、广木香 10g、砂仁 10g、桂圆肉 10g，14 剂，水煎服，每日 3 次。

二诊：2020 年 10 月 19 日，睡眠、胃纳均改善。守上方续服 28 剂。

三诊：2020 年 11 月 19 日，睡眠、胃纳明显改善，大便调。守方制成丸药，巩固调理善后。

按语：该患者因产后失血，导致气血不足，血虚无以养心，心虚则心神不宁，故难以入睡，多梦易醒；血虚则面色无华，心悸神疲；脾气虚，健运失职，则纳少乏味，食后腹胀；气血生化无源，无以奉养心血，影响心神，而致失眠。方中黄芪、白术、广木香健脾益气畅中；灵芝、桂圆肉、大枣等养心脾之血；茯神、远志、麦冬、枣仁等养心安神，诸药合用，共奏补益心脾之功。

2.盗汗

医案一：

邓某，男，55 岁，大学老师。

初诊：2021 年 10 月 5 日。

主诉：反复盗汗 10 年，加重半个月。

病史：患者 10 年前患有肺结核出现盗汗，在当地某专科医院诊治，规律予抗结核治疗，复查肺 CT 病灶消失，盗汗时轻时重，未予重视及诊治。半个月前因外出感冒发热，予对症治疗后，未再发热，有间断盗汗未行医治，逐渐加重，经常汗湿衣被，手足心热，咽干舌燥，纳少神疲，便干尿黄。舌质暗红，苔薄少津，脉细数。

中医诊断：盗汗；证属阴虚内热。

治法：滋阴清热，固摄止汗。

方药：煅牡蛎 30g、醋龟甲 20g、糯稻根 30g、乌梅 15g、五味子 10g、白芍 15g、百合 20g、麦冬 12g、熟地 15g、山萸肉 15g、莲子心 3g、丹参 30g、太子参 15g、生地 15g、玄参 15g、知母 10g、黄柏 10g，14 剂，水煎服，每日 3 次。

二诊：2021 年 10 月 19 日，盗汗明显减轻，手足心热缓解，咽干舌燥好转，二便调。守上方，去知母、黄柏，加当归 15g、炒二芽各 15g，28 剂。

三诊：2021 年 11 月 19 日，盗汗不明显，余无特殊不适。拟六味地黄汤加黄芪 30g、太子参 15g、当归 15g、白芍 10g、枸杞 15g，14 剂，巩固善后。

按语：盗汗的特点是睡时汗出，醒后汗止，即人在熟睡之时汗出，醒来之后汗止。长期盗汗多为"虚热"证，临证时需辨其偏向。其病机有"阴虚火旺""心血亏虚"等。王柏枝老师在几十年的临床中，诊治盗汗患者甚多，积累了丰富的经验，总结了调护阴阳、养阴敛汗基本方（煅牡蛎 30g、醋龟甲 20g、糯稻根 30g、乌梅 15g、五味子 10g、白芍 15g、百合 20g、麦冬 12g、熟地 15g、山药 15g、炙甘草 6g、浮小麦 30g、地骨皮 15g、黄精 20g、制首乌 15g、山茱萸 15g、莲子心 3g、丹参 30g、太子参 15g）。

该患者为肺痨日久耗伤肺阴，阴亏血耗，复感外邪，卫外失固，虚火内生，迫液外泄，故入寐盗汗；汗为心之液，心肾不交，相火妄动，阴津被扰，故见手足心热，咽干舌燥。方以调护阴阳、养阴敛汗基本方加生地、玄参养阴清热；知母、黄柏以泄相火而坚阴。全方合用，共奏滋阴清热、固摄止汗之功。

医案二：

林某，女，40 岁。

初诊：2022 年 5 月 10 日。

主诉：盗汗 1 年。

病史：患者诉盗汗 1 年余，未予特殊诊治，逐渐加重，汗湿衣被，慕名就诊。症见面色无华，神疲乏力，头晕心悸，平素月经量多。脉象沉细、舌淡苔薄。

中医诊断：盗汗；证属心血亏虚。

治法：补益心血，固摄止汗。

方药：煅牡蛎 30g、醋龟甲 20g、糯稻根 30g、乌梅 15g、五味子 10g、白芍 15g、百合 20g、麦冬 12g、熟地 15g、山茱萸 15g、莲子心 3g、丹参 30g、太子参 15g、炒白术 15g、当归 15g、枸杞 15g，14 剂，水煎服，每日 3 次。

二诊：2022 年 5 月 24 日，盗汗有改善，仍感乏力。守上方去制龟甲、乌梅，加黄芪 30g、桂圆肉 6g、大枣 10g、陈皮 10g，28 剂。

三诊：2022 年 6 月 24 日，盗汗明显改善，纳食可，心悸、乏力好转。拟八珍汤加女贞子 10g、旱莲草 10g、制何首乌 12g、菟丝子 15g，14 剂，巩固调养。

按语：该患者平素月经量多，盗汗乃月经过多而失血，加之操劳致心血耗伤、血不养心。心血亏虚则面色无华、神疲乏力；脉弱、舌淡均为血虚证。首诊以养阴敛汗基本方加炒白术健脾益气，当归养血和血，枸杞补益肝肾，以资化源。二诊再加黄芪、桂圆肉、大枣补益气血，陈皮理气和中以防滋腻太过，共奏补益心血、固摄止汗之功，故诸症悉平。

3. 便秘（虚秘）

医案一：

余某，女，68岁。

初诊：2020年5月8日。

主诉：大便困难5年。

病史：患者近5年因大便困难在当地多家医院就诊，肠镜检查未见占位性病变，服用大黄后可稍缓解，此后常用此药，大便越来越结，以致十余日难解，苦不堪言，慕名求治。症见头晕心悸，神疲乏力，面黄体瘦，语声无力。舌质淡，苔薄白，脉沉细弱。

中医诊断：便秘；证属血虚。

治法：养血活血、润肠通便。

方药：生地30g、当归30g、赤芍30g、玄参12g、火麻仁10g、杏仁10g、瓜蒌仁20g、桃仁10g、枳实15g、肉苁蓉20g、草决明20g、生白术30g、黄精20g、黄芪30g、熟地15g、制何首乌15g、桑椹20g、陈皮10g，14剂，日1剂，水煎服3次。

二诊：2020年5月22日，大便较前舒畅。守方去桃仁，加炒二芽10g、太子参15g，28剂。

三诊：2020年6月22日，大便通畅，纳食改善，睡眠安，精神好转。拟益气健脾巩固善后。

按语：便秘是指由于大肠传导功能失常导致的以大便排出困难，排便时间或排便间隔时间延长为临床特征的一种病症。便秘有虚实之分，即"实秘"或"虚秘"，临床时务必详辨病因，切勿滥用通下之品。王柏枝老师在几十年的临床中，诊治虚秘患者甚多，积累了丰富的经验，总结了养血活血、润肠通便基本方（生地 30g、当归 30g、赤芍 30g、玄参 12g、火麻仁 10g、杏仁 10g、瓜蒌仁 20g、桃仁 10g、枳实 15g、肉苁蓉 20g、制首乌 20g、柏子仁 12g、草决明 20g、生白术 30g、陈皮 15g、黄精 20g、百合 20g、黄芪 30g）。

该患者面黄体瘦，头晕心悸，神疲乏力，乃血虚证。血虚便秘不能滥用峻下之药。方用二地、当归、赤芍、桑椹、何首乌、桃仁等，养血活血，润肠通便；枳实、玄参、火麻仁、草决明加强行气润肠通便之力，使血得养，肠得润，气得行，则秘得解。

医案二：

朱某，男，70 岁，退休职工。

初诊：2020 年 10 月 5 日。

主诉：大便困难 3 年。

病史：患者便秘 3 年，辗转多家医院就诊，未见器质性病变，长期需要开塞露通便。症见乏力，排便费劲难出，便后疲乏难支，少气懒言，腰酸肢软。舌淡苔薄白，脉沉细而弱。

中医诊断：便秘；证属气虚。

治法：益气活血、润肠通便。

方药：生地 30g、当归 30g、赤芍 30g、玄参 12g、火麻仁 10g、杏仁 10g、瓜蒌仁 20g、桃仁 10g、枳实 15g、肉苁蓉 20g、草决明 20g、生白术 30g、黄精 20g、黄芪 30g、党参 10g、熟地 12g、制何首乌 20g、陈皮 12g，14 剂，日 1 剂，水煎服 3 次。

二诊：2020 年 10 月 19 日，大便较前通畅。守方续服 28 剂。

三诊：2020 年 11 月 19 日，大便已调畅，不需加用开塞露，诸症悉平。

按语：该患者便秘日久，便后疲乏难支，少气懒言，腰酸肢软，舌淡苔薄白，脉沉细而弱，均为气虚之象。脾为气之本，肾为气之根，故用益气健脾补肾之法，在基本方基础上加党参健脾益气，熟地补肾填精，制何首乌补肾养血益精，陈皮理气健脾，使脾气实、肾气足，气虚便秘焉能不解。

4. 高脂血症

医案一：

陈某，男，45 岁，干部。

初诊：2021 年 8 月 5 日。

主诉：血脂升高 3 个月。

病史：患者诉 3 个月前单位体检发现血脂升高，予他汀类药物降脂治疗后，血脂稍有下降，但肝功能出现异常，谷丙、谷草转氨酶均升高，遂停用他汀类药物并前来就诊。症见形体偏胖，咽喉有痰不适，纳可，小便偏黄，大便不畅。舌质暗，苔黄腻，唇紫暗，脉弦滑。血脂检查：总胆固醇 8.8mmo/L、三酰甘油 5.3mmo/L、低密度脂蛋白胆固醇 4.5mmol/L。

中医诊断：高脂血症；证属痰湿瘀滞。

治法：清热利湿，祛痰化瘀。

方药：莱菔子 10g、白芥子 10g、菖蒲 10g、郁金 30g、浙贝 10g、炒白术 15g、茯苓 20g、法半夏 10g、陈皮 10g、三棱 10g、莪术 15g、桃仁 10g、菟丝子 30g、枸杞 20g、女贞子 20g、生山楂 30g、草决明 20g、荷叶 10g、绞股蓝 30g、泽泻 20g、车前子 15g，14 剂，日 1 剂，水煎服 3 次。并嘱调控饮食，适当运动。

二诊：2021 年 8 月 19 日，大便畅，舌苔黄腻减轻。守上方续服 2 个月。

三诊：2021 年 10 月 19 日，咽喉不适减轻，纳可，二便可。复查肝功能示谷丙、谷草转氨酶正常，总胆固醇降至 6.8mmol/L、三酰甘油降至 3.5mmol/L、低密度脂蛋白胆固醇降至 3.6mmo/L，守方研制成丸续服。

四诊：2022 年 2 月 19 日，共服丸药 4 个月，体重减少 4kg，复查肝功能、血脂均在正常范围。

按语：中医无高脂血症病名，患者临床表现多见喜食肥甘、嗜好烟酒、不爱运动、形体偏胖等。气虚、阳虚、湿热、瘀血等均可造成高脂血症的发生。饮食内伤、代谢失常是其主要因素。王柏枝老师认为此病重在痰、湿、瘀,肝、脾、肾脏腑功能失调。在长期的临床中,反复实践总结出"降脂丸"(见附录验方13),具有独特效果。

降脂丸中莱菔子长于消食,白芥子长于豁痰;白术、茯苓、法半夏、陈皮、菖蒲、郁金等除湿健脾祛痰;桃仁、三棱、莪术活血化瘀,行积导滞;浙贝清热化痰散结;生山楂、草决明、荷叶、绞股蓝健脾降脂;菟丝子、枸杞、女贞子等益气补肾。全方共奏祛痰湿、化瘀滞、调理肝脾肾、促进脂质代谢之功。

医案二:

何某,男,50岁,职员。

初诊:2021年10月8日。

主诉:肥胖5年,加重伴嗜睡乏力1个月。

病史:患者近5年体重明显增加,予运动锻炼、控制饮食、口服药物等治疗均改善不明显。近1个月嗜睡,肢体重着,疲乏困倦,头晕,食欲减退,小便频,尿不尽,尿无力,大便不爽。舌体胖、质暗,苔浊腻,舌下紫暗,脉象弦数。血脂检查:总胆固醇11.5mmol/L、三酰甘油5.5mmol/L。

诊断:高脂血症;证属痰湿瘀滞。

治法:健脾祛湿、活血化瘀。

方药:莱菔子10g、白芥子10g、菖蒲10g、郁金30g、浙贝10g、炒白术15g、茯苓20g、法半夏10g、陈皮10g、三棱10g、莪术15g、桃仁10g、生山楂30g、草决明20g、荷叶10g、绞股蓝30g、车前子15g、杏仁10g、薏苡仁20g、蔻仁10g、滑石20g、天麻12g,14剂,日1剂,水煎服3次。嘱调控饮食,适度运动。

二诊:2021年10月22日,头晕、肢体重着减轻,嗜睡好转,大便调畅。守方研制成丸,续服4周。

三诊:2021年11月22日,不嗜睡,头晕、肢体重着明显减轻,二便已调。

守方续服 8 周。

四诊：2022 年 1 月 22 日，复查总胆固醇降至 6.5mmol/L、三酰甘油降至 3.5mmol/L，续服丸药 8 周。

五诊：2022 年 3 月 22 日，无特殊不适，复查血脂均降至正常范围。

按语：患者形体肥胖，"肥人多痰湿"，湿邪重浊，故患者肢体沉重，疲乏困倦；湿邪阻滞中焦气机，故食欲减退；清阳不升则头昏闷，大便不爽，舌体胖、质暗，苔浊腻，均为湿盛之象。故在降脂丸基础上合用三仁汤加强祛湿，杏仁宣利上焦肺气，蔻仁芳香化湿、行气宽中，通畅中焦脾气，薏苡仁渗湿利水、健脾，使湿热从下焦而出，三焦气机通畅，湿邪得除，则诸症皆解。

七、附录：王柏枝临床验方

1. 解毒利咽验方——三花清解粉

三花清解粉药物组成：

金莲花 1 000g、金银花 800g、蝉花 500g、鱼腥草 700g、连翘 900g、板蓝根 800g、黄芩 300g、甘草 200g。

研磨打粉，温水吞服，日服 3 次，每次 20g。

功用：解毒利咽。

适用于 IgA 肾病毒热型。

2. 慢性肾衰竭验方——补肾养血粉、肾毒清胶囊

补肾养血粉药物组成：

紫河车 800g、黄芪 1 800g、炒白术 300g、丹参 900g、生地 400g、山茱萸 400g、菟丝子 300g、枸杞 300g、覆盆子 300g、金樱子 300g。

研磨打粉，温水吞服，日服 3 次，每次 20g。

功用：健脾补肾，益气养血。

肾毒清胶囊药物组成：

生大黄 200g、水蛭 150g、地龙 300g、莪术 300g、桃仁 200g、泽泻 300g、车前子 300g、土茯苓 300g、甘草 150g、黄芪 300g、金蝉花 150g、淫羊藿 300g。

研粉装胶囊。温水吞服，日服 3 次，每次 5 粒。

功用：解毒祛湿，化瘀泄浊。

3. 肾炎蛋白尿验方——肾复康片

"肾复康片"乃王柏枝老师根据先师李丹初教授的经验方研制而成，并经湖北省食品药品监督管理局审核批准为医院临床制剂，广泛应用于肾炎、肾病综合征、肾功能不全等疾病，深受广大肾病患者的好评。

肾复康片药物组成：

紫河车 40g、黄芪 40g、太子参 30g、炒白术 30g、陈皮 12g、当归 30g、川芎 30g、丹参 30g、海藻 30g、仙茅 24g、淫羊藿 24g、巴戟天 24g、肉苁蓉 24g、补骨脂 20g、鹿角胶 24g、菟丝子 30g、枸杞 20g、覆盆子 30g、女贞子 24g、熟地 24g、山药 24g、山茱萸 24g、芡实 30g、金樱子 30g、五味子 20g、莲须 30g。

上药 10 剂研成细末，制成片剂，日服 3 次，每次 6～8 片，3 个月为 1 个疗程。

功用：健脾补肾，统摄固精。

在临床治疗中，须根据病情演变或阴阳气血的偏向或兼夹外感、水湿、湿热、血瘀等随症加用汤剂。先治其标，后治其本或标本兼治。

4. 肾病综合征防反跳方——肾综丸

肾病综合征患者首诊多在综合医院诊治，多采用激素治疗。在诊治中有的是"不敏感"，有的是"依赖性"，有的是"副反应多"，有的是激素撤减后期"反跳多"。这类患者十分苦楚。王柏枝老师在长期的临床实践中，运用中医药减少或调理激素的"副反应，副作用"，尤其是防反跳积累了丰富的经验。总结出防反跳验方"肾综丸"，收到了良好的效果。

肾综丸药物组成：

肉桂 10g、制附片 20g、淫羊藿 30g、巴戟天 24g、肉苁蓉 24g、补骨脂 24g、鹿角胶 24g、覆盆子 30g、菟丝子 30g、枸杞 24g、女贞子 24g、熟地 24g、山药 30g、山茱萸 24g、当归 30g、白芍 24g、川芎 30g、丹参 30g、紫河车 40g、黄芪 40g、炒白术 30g、陈皮 12g、莲子 20g、芡实 30g、金樱子 30g、海藻 30g。

上药 10 剂研末为丸，日服 3 次，每次 10g，温水吞服。

功用：温补脾肾，养血固精。

5. 尿酸性肾病验方——降尿酸丸

降尿酸丸药物组成：

肉桂 12g、淫羊藿 24g、杜仲 24g、怀牛膝 24g、车前子 20g、独活 20g、秦艽 24g、防风 20g、防己 24g、木瓜 24g、当归 30g、川芎 30g、萆薢 30g、土茯苓 30g、薏苡仁 30g、虎杖 24g、泽泻 30g、滑石 30g、苍术 20g、黄芪 30g、陈皮 15g、地龙 30g、莪术 30g、赤芍 30g、葛根 30g、生牡蛎 30g、夏枯草 30g、海藻 30g、忍冬藤 30g。

上药 10 剂研末为丸，日服 3 次，每次 10g，温水吞服。

功用：益肾活络，通利泄浊。

6. 糖尿病肾病验方——糖尿肾方

王柏枝老师认为糖尿病肾病的核心病机为：阴虚为本或气阴两虚，肾络瘀阻，根据多年临床经验拟定"糖尿肾方"养阴清热，益气活血，治疗糖尿病肾病，取得了较满意的疗效。

糖尿肾方药物组成：

黄芪 30g、山药 30g、百合 20g、地骨皮 20g、天花粉 12g、生地 15g、赤芍 15g、丹参 30g、葛根 15g、麦冬 12g、黄精 20g、枸杞 15g、山茱萸 15g、五味子 10g、玉竹 20g、菟丝子 15g、覆盆子 20g、女贞子 20g、金樱子 20g、芡实 30g。

水煎服，日 3 次，每次 150ml。

功用：养阴清热，益气活血。

7. 泌尿系感染验方——芙蓉尿感清

芙蓉尿感清药物组成：

芙蓉花 30g、忍冬藤 30g、连翘 20g、蒲公英 20g、紫花地丁 15g、萹蓄 15g、木通 9g、滑石 30g、通草 6g、黄柏 15g、牡丹皮 10g、车前子 20g、泽泻 15g、白茅根 30g、乌药 8g、甘草 10g。

水煎服，日 3 次，每次 150ml。

功用：清热利湿，解毒通淋。

8. 肾结石验方——肾石方

肾石方药物组成：

萹蓄 15g、木通 9g、滑石 30g、通草 6g、车前子 20g、石韦 20g、冬葵子 15g、金钱草 30g、海金沙 20g、怀牛膝 20g、鸡内金 15g、郁金 30g、枳实 15g、王不留行 30g、桃仁 10g、川芎 15g、三七 6g、黄芪 30g、杜仲 15g、淫羊藿 15g。

水煎服，日 3 次，每次 150ml。

功用：清热利湿，通淋排石。

9. 前列腺增生验方——通前丸

通前丸药物组成：

肉桂 12g、制附片 20g、鹿茸 12g、鹿角胶 24g、淫羊藿 24g、肉苁蓉 24g、覆盆子 30g、杜仲 24g、怀牛膝 24g、车前子 20g、炮甲 20g、地龙 30g、土鳖虫 20g、莪术 30g、桃仁 20g、沉香 15g、当归 30g、白芍 24g、川芎 30g、浙贝 20g、陈皮 15g、生牡蛎 30g、夏枯草 30g、海藻 30g、炒白术 30g、黄芪 30g、太子参 30g。

上药 10 剂研末为丸，梧桐子大，日服 3 次，每次 10g，温水吞服。

功用：益肾化瘀，通利水道。

10. 阳痿验方——起痿丸

王柏枝老师在长期的临床实践中，对阳痿病机做了精辟的概括，认为"其病在肾，不独为肾；病虽属阳，但不唯阳"，并基于肾为元阴元阳之所系，肾之元阳系于元阴，阴生阳长，阴阳互根之理，总结出"起痿丸"验方，针对阳事不举，或举而不坚，或因下元虚冷，或因肾精亏损，或因宗筋湿热，或脾虚、肝郁、房劳等诸多因素，选取温肾壮阳、填精生髓、补血养肝、任督互补之药物，滋阴与壮阳并举，且温肾无燥热之偏，益精无凝滞之嫌，尤以温肾阳、益肾精、平衡阴阳见长，使阳得阴助而生化无穷，阴得阳升而泉源不竭，兴阳起痿，终达阴阳调和之效。

起痿丸药物组成：

鹿茸 12g、肉桂 10g、制附片 20g、肉苁蓉 24g、蛇床子 24g、补骨脂 20g、杜仲 24g、鹿角胶 24g、龟甲胶 25g、海马 15g、菟丝子 30g、枸杞 24g、熟地 30g、山茱萸 30g、覆盆子 30g、女贞子 24g、制首乌 24g、蜈蚣 8 条、三七 20g、砂仁 20g、当归 30g、川芎 30g、白芍 24g、黄芪 30g、西洋参 30g、炒白术 24g、陈皮 12g、炙甘草 10g。

全方共 10 剂烘干研末为丸，如梧桐子大，温水吞服，日服 3 次，每次 10 丸，3 个月为 1 个疗程。

功用：培元补肾，健脾养肝，强筋起痿。

11. 早泄验方——固泄丸

固泄丸药物组成：

黄芪 40g、紫河车 30g、太子参 30g、炒白术 30g、茯苓 30g、炙甘草 10g、熟地 30g、当归 30g、川芎 30g、丹参 30g、淫羊藿 24g、肉苁蓉 30g、蛇床子 24g、女贞子 30g、锁阳 24g、五味子 20g、芡实 30g、金樱子 30g、菟丝子 30g、枸杞 30g、覆盆子 30g、山药 24g、山茱萸 24g、肉桂 10g、鹿茸 12g、鹿角胶 24g、煅牡蛎 30g。

全方 10 剂烘干研末为丸，如梧桐子大，温水吞服，日服 3 次，每次 10 丸，3 个月为 1 个疗程。

功用：益气养血、补肾固精。

12. 失眠验方——养心安神汤

不寐的治疗应注意调整脏腑气血阴阳，在辨证论治的基础上重在养心安神。肝宁则平，胃和则安，神安则寐。王柏枝老师在实践中总结出治疗失眠验方，效验颇丰。

养心安神汤药物组成：

茯苓 30g、茯神 12g、远志 10g、麦冬 12g、五味子 10g、百合 20g、合欢花

10g、制首乌 20g、灵芝 20g、丹参 30g、炒枣仁 20g、大枣 10g、炒白术 10g、炙甘草 10g、黄芪 30g、柏子仁 12g、知母 10g、川芎 10g、桂圆肉 10g、当归 15g。

水煎服，日 3 次，每次 150ml。

功用：养心安神。

13. 高脂血症验方——降脂丸

王柏枝老师认为此病重在痰、湿、瘀滞，肝、脾、肾脏腑功能失调。并在长期的临床中，反复实践，不断总结，而形成验方"降脂丸"，有其独特效果。

降脂丸药物组成：

莱菔子 24g、炒白芥子 20g、炒苍术 24g、薏苡仁 30g、茯苓 30g、法半夏 20g、陈皮 15g、浙贝 20g、萆薢 30g、菖蒲 20g、郁金 30g、枳实 30g、泽泻 30g、车前子 20g、三棱 24g、莪术 30g、桃仁 20g、赤芍 24g、肉苁蓉 30g、菟丝子 30g、枸杞 24g、女贞子 24g、制首乌 24g、生山楂 30g、草决明 30g、荷叶 20g、绞股蓝 30g。

上方 10 剂研末为丸，温水吞服，日服 3 次，每次 6g。

功用：调理脾肾，化瘀泄浊。